Francisco Diéguez Quesada

Programa educativo para prevenir la enfermedad renal crónica

Francisco Diéguez Quesada

Programa educativo para prevenir la enfermedad renal crónica

en pacientes con diabetes mellitus tipo 2

Editorial Académica Española

Imprint
Any brand names and product names mentioned in this book are subject to trademark, brand or patent protection and are trademarks or registered trademarks of their respective holders. The use of brand names, product names, common names, trade names, product descriptions etc. even without a particular marking in this work is in no way to be construed to mean that such names may be regarded as unrestricted in respect of trademark and brand protection legislation and could thus be used by anyone.

Cover image: www.ingimage.com

Publisher:
Editorial Académica Española
is a trademark of
Dodo Books Indian Ocean Ltd. and OmniScriptum S.R.L publishing group

120 High Road, East Finchley, London, N2 9ED, United Kingdom
Str. Armeneasca 28/1, office 1, Chisinau MD-2012, Republic of Moldova, Europe
Printed at: see last page
ISBN: 978-613-9-44135-8

PROGRAMA EDUCATIVO PARA PREVENIR LA NFERMEDAD RENAL CRÓNICA EN PACIENTES CON DIABETES MELLITUSTIPO 2.

AUTORES: Dr. Francisco Diéguez Quesada
DrC. Rafael Enrique Cruz Abascal.
Dra. Alleiny Aurora Pérez Ramírez
Dra. Diana Rosa González García
Dr. Felix Felipe Sosa Guardado
Lic en Enfermería Santiago Luis Gamoneda Pérez

"Si alguien desea una buena salud, primero debe preguntarse si está listo para eliminar las razones de su enfermedad. Solo entonces es posible ayudarlo".

Hipócrates

DEDICATORIA

A mis padres, quienes durante toda la vida me enseñaron a luchar por alcanzar mis metas y me alentaron a seguir avanzando.

A mi esposa, pues sin su apoyo, comprensión y dedicación no hubiera alcanzado la meta que hoy logro.

A mis hijos por ser mi inspiración para lograr todo.

A todos los que me han dado su apoyo para poder llegar a ser lo que soy.

AGRADECIMIENTOS

A todos los que de una forma u otra me ofrecieron su apoyo, ayuda y orientación, sin las cuales no hubiera sido posible la culminación de este trabajo.

- A mi tutor.
- A mi asesora.
- A mis profesores de la maestría.
- A mis amigos por su apoyo incondicional.
- Al personal de salud y a los pacientes del CMF 47 Y 48 que colaboraron y sin los cuales no hubiera podido realizar este estudio.

RESUMEN

La Enfermedad Renal Crónica es una complicación frecuente de la Diabetes Mellitus. Su diagnóstico temprano disminuye la progresión de la enfermedad, mejora la calidad de vida y aumenta la esperanza de vida. **Objetivo:** Determinar la eficacia de un programa educativo para prevenir la enfermedad renal crónica en pacientes con diabetes mellitus tipo 2. **Método**: Se efectuó un estudio de intervención pre-experimental, prospectivo en dos consultorios del médico de la familia del policlínico XX Aniversario, municipio Santa Clara, en el período entre Junio de 2022 y Marzo de 2024. Con una población de 177 pacientes diabéticos, la muestra la conformaron 60 de ellos, seleccionados con un muestreo no probabilístico intencional, los cuales cumplieron los criterios de inclusión. **Resultados**: El 53.3% de la muestra estudiada se encontraba en el rango de edad de 60 a 79 años, el 68.3% correspondió al sexo femenino, el 43.3% tenía escolaridad preuniversitaria y el 40% era sobrepeso. La dislipemia (85%), hipertensión arterial (73.3%) y el hábito de fumar (31.7%) fueron los principales factores de riesgo para desarrollar ERC. Existió predominio de albuminuria positiva (58.3%) y fue más frecuente en pacientes con más de 6 años de evolución de la DM. El nivel de información antes de la acción educativa fue bajo, elevándose posterior a su aplicación en más del 90% de la muestra. **Conclusiones**: El programa educativo fue eficaz al elevar el nivel de información de los pacientes diabéticos tipo 2 para prevenir la ERC.

Palabras claves: Diabetes Mellitus, Enfermedad Renal Crónica, factores de riesgo.

ÍNDICE

INTRODUCCION

La diabetes mellitus (DM) es una de las enfermedades crónicas no transmisibles más frecuentes y por ende una de las emergencias sanitarias de más rápido crecimiento en las últimas décadas, hoy es considerada como uno de los principales problemas de salud a nivel mundial.[1] Según la Organización Mundial de la Salud (OMS) se reporta que el número de personas con diabetes en el mundo se ha incrementado de 30 millones en 1995 a 347 millones de personas en la actualidad y se estima que para el 2030 alcanzará 366 millones de afectados por esta enfermedad. De acuerdo con la Federación Internacional de Diabetes (FID), China, India, Estados Unidos, Brasil, Rusia y México, son, en ese orden, los países con mayor número de diabéticos. Sin embargo, la incidencia y la prevalencia de la enfermedad crece cada día, tanto en países desarrollados como en vías de desarrollo, aunque existen diferencias significativas.[3,4]

Estudios recientes han demostrado que existe un predominio de incidencia de DM tipo 2; se describe que no solo afecta a personas adultas, sino que también puede presentarse en edades tempranas de la vida. La prevalencia mundial de esta forma clínica ha pasado del 4,7% al 8,5% en la población adulta en las últimas dos décadas.[5]

Una de las complicaciones crónicas más frecuentes que presentan los pacientes diabéticos es la enfermedad renal diabética (ERD). Se calcula en 150 y 200 milLones y se estima que un 30% al 50% de los adultos con DM tipo 2 tienen compromiso renal desde el momento del diagnóstico, siendo este un marcador de pronóstico y calidad de vida y un tercio de ellas puede evolucionar a estadios avanzados de una enfermedad renal crónica (ERC).[6,7,8]

La ERC es una de las complicaciones más comunes y devastadoras de la DM tipo 2, sin expectativa de curación o de remisión, es de evolución rápida y progresiva, desencadena diversas reacciones para los pacientes y afecta su calidad de vida. La visión epidemiológica sobre esta enfermedad ha experimentado un cambio notable en los últimos veinte años, en la actualidad afecta a un porcentaje importante de la población y está relacionada con fenómenos o enfermedades de alta prevalencia, como la DM.[9, 10, 11,12]

Dicha enfermedad constituye un problema importante a escala mundial, es por eso que se debe prevenir su aparición y evitar el desarrollo de complicaciones. En Estados Unidos, Canadá y Japón, entre el 8 y 11% de la población adulta presenta esta condición.[13, 14] En México según datos estimados existe una incidencia de 377 casos por millón de habitantes, se estima un aproximado de 52 000 pacientes en terapias sustitutivas. De igual manera, Argentina ha tenido durante muchos años un crecimiento sostenido de la prevalencia de pacientes en tratamiento sustitutivo renal. [15,16]

Existen varias estrategias en el mundo para detectarla de manera simple en el primer nivel de atención. En grupos de alto riesgo (DM, hipertensión arterial, dislipemia o daño vascular sistémico) todas se fundamentan en la búsqueda intencionada de factores de riesgo, lo que incluye la determinación de marcadores de daño renal.[11] Estos son albuminuria, proteinuria, conteo de Addis, creatinina y filtrado glomerular, entre otros. [17, 18,19]

Entre el 25 y 40% de los pacientes diabéticos tendrá algún grado de nefropatía a lo largo de su evolución, prevalencia que dependerá de numerosos factores implicados en su patogenia (genéticos, tiempo de evolución de la diabetes, grado de control de la glucemia, manejo adecuado o no de la presión arterial, dislipemia, tabaquismo, aparición de albuminuria y progresión hacia proteinuria), lo que marcará la evolución hacia la ERD. [20,21]

Su prevalencia está aumentando continuamente principalmente en los países con menor desarrollo. El riesgo de mortalidad en la ERD aumenta en 31,1% e impone una enorme carga humanística, económica y social. La ERD se suele diagnosticar en su estadío avanzado por su limitado conocimiento y por la ausencia de programas de diagnóstico temprano.[22, 23] De ahí la importancia de que sea detectada y tratada oportunamente ya que constituye la principal causa de enfermedad renal avanzada.

Existe en nuestro país un Programa Nacional de Atención al Diabético, cuyas actividades fundamentales se desarrollan en todos los niveles de atención, aunque le corresponderá gran parte de ellas al nivel primario de atención por el gran peso de éste en las acciones de promoción y prevención de salud, que preconiza estilos de vida saludables, así como de acciones de detección de la enfermedad y de sus potenciales complicaciones agudas y crónicas. Para ello es trascendental la capacitación de los proveedores de salud y de los pacientes y familiares en todos los niveles del sistema. Los Centros de Atención a las personas con diabetes (CAD), tienen una función muy importante en dicho contexto. La educación diabetológica y el control de la glicemia y de los factores de riesgo vasculares constituyen elementos esenciales de la estrategia del Programa.

Cuba presenta una prevalencia de DM superior a la tasa de 60 por cada 1000 habitantes, en Villa Clara el 6,5 % del total de la población sufre de esta enfermedad y la mayoría de los casos se diagnostican cuando la enfermedad ha evolucionado. Según criterio del autor, debido a que la ERC es una de las complicaciones más comunes y devastadoras de la DM tipo 2, se hace necesario que la prevención en la Atención Primaria de Salud (APS) adopte una conducta activa, para que la población esté informada de la magnitud que representa la problemática de la DM y la ERC, por ello debe promoverse y divulgarse en la población de alto riesgo la necesidad de cambios de estilos de vida saludables. [24]

El policlínico XX Aniversario, donde se desarrolló esta investigación, presenta el 8.3 % de su población con diagnóstico de DM tipo 2 y en los consultorios médicos de la familia 47 y 48 el 8.4% presentan dicha enfermedad y de ellos el 30,7% presentan ERC.

PROBLEMA CIENTIFICO

Debido a que la DM y la ERC son enfermedades que representan un importante problema de salud pública, generan un gran consumo de recursos y requieren para su abordaje de una adecuada coordinación de los diversos profesionales implicados en su atención, surge la siguiente interrogante científica:

¿Cómo disminuir la aparición de la ERC en los pacientes con DM tipo 2 que pertenecen a los consultorios médicos de la familia 47 y 48 del policlínico XX Aniversario, en el período entre Junio de 2022 y Marzo de 2024?

HIPOTESIS

La implementación de un programa educativo fortalecerá el nivel de información de los pacientes con DM tipo 2 sobre la ERC y contribuirá a disminuir los factores de riesgo de la misma.

OBJETIVOS

OBJETIVO GENERAL

- Determinar la eficacia de un programa educativo para prevenir la ERC en pacientes con DM tipo 2.

OBJETIVOS ESPECÍFICOS

1. Caracterizar a los pacientes con DM tipo 2 según variables sociodemográficas y clínicas de interés.
2. Identificar la albuminuria como marcador temprano de daño renal en los pacientes con DM tipo 2 que participan en el estudio.
3. Diseñar el programa educativo para prevenir la ERC en pacientes con DM tipo 2.
4. Evaluar el nivel de información sobre la ERC en la muestra estudiada antes y después de la intervención educativa.

.

MARCO TEORICO

La DM es una alteración metabólica de etiología múltiple caracterizada por hiperglicemia crónica, acompañada de trastornos del metabolismo de los carbohidratos, grasas y proteínas, producidas por defectos de la secreción de insulina, de su acción periférica o de ambos. Se presenta con síntomas característicos como sed, poliuria, pérdida de peso o visión borrosa, que puede evolucionar a cetoacidosis, hiperosmolaridad, estupor, coma y muerte si no se trata efectivamente. Sin embargo la hiperglicemia puede evolucionar por años originando complicaciones tardías antes que el diagnóstico de DM sea hecho.

Las complicaciones de la DM pueden ser específicas, microangiopatía diabética como retinopatía que puede originar pérdida de la visión, nefropatía que puede progresar hasta la insuficiencia renal avanzada y/o neuropatía con riesgo de úlceras y amputaciones, articulación de Charcot disfunción neurovegetativa, incluyendo disfunción sexual. Además las personas con diabetes tienen un riesgo elevado de aterosclerosis, con manifestaciones de complicaciones cardiovasculares, tales como, infarto cardiaco, insuficiencia vascular periférica (amputaciones) y enfermedad cerebrovascular (accidentes vasculares encefálicos). [25]

La DM es hoy día un problema creciente de salud tanto para el mundo desarrollado como subdesarrollado. En el año 2000 existían ya 165 millones de personas con diabetes y se pronostican 300 millones para el año 2025. Las personas con diabetes tienen una esperanza de vida reducida y una mortalidad dos veces mayor que la población general.

Una mejoría en el cuidado de la DM aumentaría la esperanza de vida de estas personas, pero esto a su vez llevaría una mayor incidencia de complicaciones micro-vasculares (nefropatía y retinopatía) y macro-vasculares (enfermedades coronarias, cerebro-vasculares y vasculares periféricas) ya que la edad y la duración de la DM son los principales factores de riesgo no controlables, por lo que será necesario aplicar los conocimientos existentes o desarrollar tecnologías capaces de prevenir la aparición de la enfermedad y de sus complicaciones, lo que contribuirá a reducir la carga económica que origina en la sociedad, que se concentra sobre todo en los gastos de hospitalización provocados por las complicaciones. [26,27]

Clasificación de la DM

Hay diferentes tipos de DM, así como trastornos relacionados, que difieren en su causa, curso clínico y tratamiento. Las principales clasificaciones son:

- DM tipo 1: suele aparecer en la infancia o adolescencia, aunque puede hacerlo a cualquier edad. En la mayoría de los casos la producción endógena de insulina desaparece casi en forma completa por destrucción inmunitaria de las células secretoras de insulina y se precisa de insulina exógena para controlar la glicemia, prevenir la cetoacidosis y sostener la vida.

- DM tipo 2: es una enfermedad crónica que actualmente se presenta con mayor frecuencia en adultos de 50 a 55 años, por lo que se denomina diabetes del adulto. Sin embargo, el diagnóstico de esta patología en niños y adolescentes es cada vez más frecuente, debido al reciente aumento alarmante de la obesidad infantil, producto de la vida sedentaria que se ha adoptado en los últimos años, especialmente observado en los países occidentales de EE.UU y en España, donde el 18,2% de los niños son obesos Su principal característica es la presencia de niveles elevados de glucosa en sangre que es uno de los principales factores de riesgo de enfermedades cardiovasculares, tanto es así, que si no se trata adecuadamente pueden presentarse complicaciones muy graves, tales como, infarto de miocardio, enfermedades neurológicas, enfermedades que pueden conducir a la ceguera, amputación del pie, etc. Es una enfermedad crónica de por vida caracterizada por niveles altos de azúcar (glucosa) en la sangre y es la forma más común de diabetes.

- Diabetes gestacional: suele ocurrir ya sea en el segundo o tercer trimestre de la gestacional en aquellas mujeres que nunca se les ha realizado un diagnóstico previo de DM. El aumento de la glicemia se da en las 24 y 28 semanas del embarazo, y en ese período es un factor de alto riesgo para las complicaciones. Esto ocurre debido a que en la gestación se dan importantes cambios en todo el metabolismo, en razón de que el producto fetal requiere de mucha energía proveniente de la madre para poder vivir y desarrollarse, como es nutrición, oxígeno, sistema inmunológico, entre otros. El desgaste que sufre la madre para mantener el desarrollo del feto, evidencia un desgaste y un déficit simultáneamente de insulina, y es en esta situación que puede aparecer la enfermedad. [28,29]

Factores de riesgo asociados a padecer diabetes mellitus tipo 2

La DM tipo 2 es una enfermedad multifactorial en la que intervienen, tanto factores genéticos como ambientales además de la historia familiar. Sin embargo, factores como los bajos niveles de actividad, la mala alimentación y el exceso de peso (especialmente alrededor de la cintura) aumentan significativamente el riesgo de desarrollar DM tipo 2. Asimismo, otros factores de riesgo conocidos incluyen el origen étnico (los afroamericanos, los hispanoamericanos y los nativos americanos tienen altas tasas de DM), edad mayor de 45 años, intolerancia a la glucosa, hipertensión y antecedentes de diabetes gestacional. La causa principal de la DM tipo 2 está relacionada con el estilo de vida. Se trata de una mala alimentación que conduce a la obesidad, la inactividad y el sedentarismo. [27, 30, 31, 32]

Los factores de riesgo para la DM tipo 2 se dividen en dos grupos:

I. Modificables.

- Sobrepeso y obesidad
- Sedentarismo
- Síndrome metabólico
- Hipertensión arterial
- Dislipemia
- Factores dietéticos

II. No modificables.

- Raza
- Historia familiar
- Edad
- Sexo
- Historia de diabetes gestacional

Los factores de riesgo para el desarrollo de DM tipo 2 pueden modificarse cuando son identificados precozmente. Los hábitos dietéticos inadecuados, el sobrepeso, el sedentarismo, la dislipemia, la HTA y los factores genéticos constituyen la base para la insulinorresistencia y el síndrome metabólico que epidemiológicamente está afectando a la población mundial y especialmente la latinoamericana. [33, 34, 35,]

Diagnóstico

La OMS y la International Diabetes Federation (IDF) recomiendan los siguientes criterios.

- Para la diabetes: La glucemia en ayunas mayor o igual que 7,0 mmol/l (126 mg/dl) o de 11,1 mmol/l (200 mg/dl) a las 2 h con una carga oral de glucosa. A pesar de sus limitaciones, estos criterios distinguen a un grupo de pacientes con incremento significativo de la mortalidad prematura y del riesgo de complicaciones microvasculares y cardiovasculares.

- Para la prediabetes: La glucosa basal alterada (IFG) entre 6,1-6,9 mmol/l en ayunas y glucemia a las 2 h de una carga oral menor que 7,8 mmol/l (140 mg/dl). La ADA redujo el umbral de glucosa plasmática en ayunas hasta 5,6 mmol/l.

- El trastorno de la tolerancia a la glucosa (IGT) si la glucemia en ayunas es menor que 7,0 mmol/l (126 mg/dl) y a las 2 h de una carga oral mayor o igual que 7,8 y menor que 11,1 mmol/l (140-200 mg/dl). [36, 37 38,39]

La IFG y la IGT se denominan prediabetes, que es considerado un estado intermedio entre las concentraciones normales de glucemia y los que son considerados como de diabetes. Ambas categorías son factores de riesgo de diabetes y enfermedad cardiovascular por mecanismos no bien precisados, aunque se conoce que el aumento de la aterogenicidad de estos estados se debe a trastornos de la glucosa en sangre. [38] La ADA recomienda una prueba de tolerancia a la glucosa oral con 100 g después de un ayuno de al menos 8 horas.

El diagnóstico de diabetes gestacional requiere la determinación en las mujeres, como mínimo de dos de los siguientes valores de glucosa en plasma: ayunas ≥ 5,3 mmol/l, una hora ≥ 10,0 mmol/l, dos horas ≥ 8,6 mmol/l y tres horas ≥ 7,8 mmol/l. [38,39]

La ADA recomienda el pesquisaje de DM gestacional cuando se detecta el embarazo si alguna de estas condiciones están presentes: obesidad severa, historia previa de DMG o parto de macrofeto, glucosuria, síndrome de ovario poliquístico o historia familiar de DM2. Sin embargo, la OMS recomienda la pesquisa universal de DM gestacional para todas las mujeres a las 24-28 semanas de gestación 1

La OMS y la IDF proponen la prueba de tolerancia oral a la glucosa como diagnóstica debido a que la glucosa plasmática en ayunas deja de detectar alrededor del 30% de los enfermos, identifica a personas con IGT y con frecuencia confirma o excluye alteraciones de la tolerancia a la glucosa en personas asintomáticas Esta prueba debe emplearse en personas con niveles de glucemia en ayunas entre 6,1 y 6,9 mmol/l (110–125 mg/dl) para determinar el estado de tolerancia a la glucosa. [39]

Métodos de Diagnóstico

- Glicemia basal en plasma venoso (GBP): Este método, es el más recomendado cuando se busca diagnosticar la DM tipo 2 y la ejecución de estudios poblacionales. Ello debido, a que es un examen de gran precisión, de poco coste, reproducible y sin dificultad en su aplicación. Además, se conoce que el medir los niveles de glucosa en plasma es cerca de un 11% superior que la glucosa mesurada en sangre total, ya sea si el examen se da en un estado de ayuno o basal. Sin embargo, en los estados no basales (postprandiales), las 2 son prácticamente idénticas.

- Test de tolerancia oral a la glucosa (TTOG): Este método se basa en la identificación de los niveles de glicemia en plasma venoso, dos horas después de que el paciente (adulto) haya ingerido 75 g de glucosa. No obstante, es un examen aprobado para diagnosticar la DM tipo 2. Las recomendaciones acerca de su utilización se contraponen, es así que la Asociación Americana de Diabetes (ADA) en la práctica habitual no la recomienda, todo lo contrario a la OMS, que justifica su utilización para diagnosticar diabetes asintomática. Además, esta prueba es muy poco reproducible (debido al difícil cumplimiento en la preparación), es mucho más costosa e incómoda para los pacientes.

- Hemoglobina glicosilada (HbA1 c): Este método presenta la media de los valores de glucemia durante los 3 últimos meses en una única evaluación y puede llevarse a cabo en cualquier instante del día, sin que el paciente se someta a una preparación previa ni ayuno. Esta prueba es altamente recomendada cuando se busca controlar la DM2. Por otra parte, se ha pensado que la HbA1c tendría utilidad en el diagnóstico de una diabetes en las personas que presenten glicemia basal alterada (110-125 mg/dl), debido a que, si se hallara un resultado positivo en representación de una especificidad alta, o contradictorio con una sensibilidad alta, podría evitar llevar a cabo la creación de la curva. Lo que individualizaría adecuadamente los tratamientos en este conjunto de pacientes.[40,41]

Criterios de buen control de la DM

La hemoglobina glucosilada (HbA1c) constituye el mejor parámetro de control glucémico, ya que se correlaciona con la aparición de complicaciones micro y macrovasculares a largo plazo y porque proporciona información sobre el grado de control en los 2 a 4 meses previos. En estudios epidemiológicos se ha podido observar que a partir de valores superiores a 8% aumentan las complicaciones micro y macrovasculares. El Consenso Europeo considera buen control una HbA1c inferior al 6,5% y aceptable una HbA1c inferior al 7,5%, la ADA considera como objetivo terapéutico una HbA1c inferior al 7.5%. En nuestro país, se tiene como objetivo una HbA1c inferior al 7% e intensificar las medidas terapéuticas cuando la HbA1c es superior al 8%. [42]

Se ha demostrado que alcanzar la meta de hemoglobina A1c (HbA1c) se asocia con reducción de las complicaciones microvasculares de la diabetes mellitus cuando se logra tempranamente en el curso de la enfermedad. Estudios han demostrado que la hiperglicemia crónica puede causar una memoria metabólica negativa y aumentar el riesgo de complicaciones crónicas de la diabetes; en contraste, los sujetos que logran un control glicémico temprano tienen un "legado glucémico" positivo que puede extender sus beneficios a través de varios años. Por ello, se recomienda fuertemente que el plan de manejo de la diabetes se oriente al logro temprano de la meta terapéutica. Si bien las guías de práctica clínica recomiendan la monitorización frecuente de la HbA1c.

El control glucémico inadecuado juega un papel importante en el riesgo cardiovascular y la diabetes sigue siendo la causa principal de ceguera, insuficiencia renal y amputaciones no traumáticas de miembros inferiores en los Estados Unidos. La piedra angular del manejo de la diabetes mellitus tipo 2 es promover un estilo de vida que incluya una dieta saludable, actividad física regular, dejar de fumar y mantener un peso corporal saludable. [42,43]

Complicaciones

Las complicaciones fundamentales de la DM son:

I. Agudas

- Coma diabético.
- Coma hiperosmolar.
- Acidosis láctica.
- Coma hipoglicémico.
- Mayor índice de infecciones agudas

II. Crónicas

- Macroangiopatía: Enfermedad Isquémica cardíaca, accidentes vasculares encefálicos y vasculares periféricas.
- Microangiopatía: Retinopatía diabética, neuropatías y ERD.

Enfermedad renal diabética (ERD)

La ERD es un problema de fibrosis y esclerosis glomerular secundaria a cambios hemodinámicos y metabólicos, se trata de la complicación más grave relacionada con la diabetes mellitus a nivel de la microvasculatura renal debido a que conlleva un aumento de mortalidad y morbilidad.

Según Meza, San Martín, Ruiz y Frugone su fisiopatología no está del todo clara, pero el principio que lo rige es la hiperglucemia no controlada o mal controlada acompañada de hipertensión arterial, los factores de riesgo son los ya mencionados y se incluye el tabaquismo. [44, 45, 46]

La principal y peor complicación que causa en estadíos avanzados es la ERC debido al deterioro progresivo y de largo plazo de los riñones. Sus síntomas son notables en estadíos avanzados como la presencia de proteína en la orina, hinchazón de miembros inferiores y párpados, reducción de la cantidad de orina, hipertensión, entre otros.

A pesar de que algunos países no disponen de estadísticas al respecto, se dispone de referencias de países no hispanos pero los datos locales no distan de los de Europa o Estados Unidos. Los datos de incidencia proporcionados por el Sistema de Datos Renales de Estados Unidos (USRD) demuestran un aumento exponencial: en 1996 por cada millón de habitantes 79,917 padecían esta enfermedad y en 2014 por cada millón la suma se elevó a 118,014, a partir de estos datos tenemos que el 44,2% correspondía a ERD y 28.6% a nefropatía hipertensiva. El grupo etario más afectado es entre los 45 a 74 años en más del 60% de los casos. [47, 48]

En cuanto a la correlación entre la DM y la ERD podemos decir que se estima que el riesgo de padecer ERD se magnifica; entre el 25 a 40% de pacientes con DM presentará en algún grado ERD pero su prevalencia dependerá de otros factores como la predisposición genética, el control de la glucosa y la presión arterial, el tabaquismo, entre otros. La DM es la principal causa de problemas renales crónicos a nivel mundial, por lo que el tratamiento y la prevención deben ser puntos claves de investigación para poder brindar una asistencia sanitaria de calidad y mejorar las expectativas de vida de los pacientes. [49]

La persona que padece DM generalmente tiene una mayor tasa de filtración glomerular (TFG), debido a la relajación de las arteriolas eferentes, esto aumenta el flujo sanguíneo por el capilar y eleva la presión, si estas condiciones se mantienen causa una hipertrofia del tejido y, por ende, aumenta la superficie del capilar, esto se traduce en alteraciones hemodinámicas que influyen en el desarrollo y/o progresión de la ERD. [50, 51]

Otro de los factores relacionales que tienen en común la DM tipo 2 y las enfermedades renales es la edad, en personas mayores a 65 años la morbilidad es más del doble que en personas menores, esto es debido a que existe una pérdida fisiológica del funcionamiento de las nefronas con el paso de los años, pero si agregamos el hecho de padecer DM descompensada esto va a actuar como un factor inductor acelerador de la muerte celular. Es así que, al existir un doble factor de riesgo, la vejez y una hiperglucemia, pueden desencadenar en problemas renales como la enfermedad renal en etapa avanzada y patologías asociadas como la ERD. [52, 53, 54]

Se debe controlar en la persona que padece diabetes los niveles de presión arterial, en virtud que los aumentos de presión hidrostática a nivel del glomérulo renal producen glomeruloesclerosis, destrucción de capilares peritubulares, facilitando el incremento de la filtración de proteínas, la producción de factores proinflamatorios y profibróticos que terminan en ERD. [55, 56]

Diagnóstico y evolución clínica

La primera manifestación clínica de la ERD es la presencia de albuminuria. Ello es una elevación de la excreción de albúmina por sobre el rango normal.

La albuminuria en la DM tipo 1 se inicia entre los 2 a los 8 años de diagnosticada la diabetes mellitus y alcanza su tope a los 15 años. Inicialmente la albuminuria es fluctuante y no existe un punto de corte categórico. En esta etapa ya existen alteraciones morfológicas significativas. En la mayoría de los pacientes la albuminuria es inicialmente reversible. Cuando la albuminuria se hace permanente, el riesgo de progresión a proteinuria y ERC aumenta 400 a 500%.

En la DMtipo 2 el momento de inicio de la ERD clínica es más difícil de determinar, debutando ocasionalmente con albuminuria, proteinuria o insuficiencia renal. [57]

Existe consenso que tanto en la DM tipo 1 como en la DM tipo 2 la intervención temprana es clave para disminuir la velocidad de progresión o evitar del todo la aparición de nefropatía diabética. Por ello la gran relevancia que adquiere la detección temprana.

La albuminuria es considerada como un buen predictor de ERD clínica. Su detección no es específica de la ERD y actualmente se la considera un marcador de disfunción endotelial y enfermedad vascular, de manera que no sólo es un predictor de nefropatía, sino también de mortalidad cardiovascular y general tanto en pacientes diabéticos como en no diabéticos.

La aparición deprotei no es tan temprana como suele creerse, prácticamente todos los pacientes con microalbuminuria ya tienen cambios estructurales significativos en biopsias renales realizadas por protocolo, lo que apunta a que gran parte de la evolución de la ERD transcurre en silencio clínico, con eliminación de albúmina en rango normal. [58]

En la convención de Gentofte-Montecatini se especificó la presencia de albuminuria como la emisión de albúmina por encima de 30 y hasta 300 mg/día/1,73m2, con una tasa de excreción de 20 a 200 µg/min/1,73m2. Se presenta una albuminuria persistente, cuando al menos dos de tres determinaciones son positivas. [59]

La determinación de albuminuria en la actualidad es el primer marcador que existe para detectar la existencia de una afectación renal incipiente y fácil de obtener. La importancia de retrasar la progresión de esta enfermedad puede lograrse con distintas medidas de prevención: estricto control glucémico en los diabéticos, modificaciones dietéticas (cantidad de sal, proteínas), cumplimiento del tratamiento farmacológico, eliminación de hábitos tóxicos como el tabaquismo, tratamiento de la hiperlipidemia, control de la hipertensión arterial, etcétera. [60, 61]

Por lo antes manifestado queda claro que la evolución de la persona que padece DM hacia la ERD, es un proceso multifactorial que implica un mal control, no solo de la DM como tal, sino de las enfermedades concomitantes como: la hipertensión arterial, la obesidad, enfermedades renales previas y/o el estado de la función renal, del uso y mal uso de medicamentos que pueden alterar el desarrollo de la función renal y de la existencia o no de un cuidado personal y apoyo familiar que implica el llevar una dieta adecuada, el tener una actividad física regular y el mantener los controles médicos adecuados. [64,65]

Pero, a pesar de todos los posibles esfuerzos en el campo de la prevención y control, según el estudio de Vázquez, Cervantes, Solís, t. al. [66] las intervenciones de carácter preventivo son insuficientes y de baja calidad. La mayoría de los casos diagnosticados sí tienen acceso a atención médica, pero lo idóneo sería que exista una mejora en el control metabólico y una menor tasa de casos que presenten complicaciones a largo y mediano plazo, esto solo será posible gracias a un replanteamiento en la manera en que se brinda la atención por parte de los servicios de salud, para brindar una atención de calidad y por ende, también se podrá dar un diagnóstico oportuno. Estamos claros que todos estos factores actuarán de forma sinérgica aumentando o disminuyendo el riesgo de desarrollar una ERD en las personas que padecen DM. [67, 68,69]

Enfermedad renal crónica (ERC)

Es el deterioro progresivo de la función renal que se caracteriza por presentar un descenso de la capacidad de filtrado de la sangre por parte de riñón y la consecuente acumulación de sustancias nitrogenadas en sangre, principalmente la urea y sus derivados, así como la creatinina, durante un periodo de tiempo superior a 3 meses. [70]

La ERC es un importante problema de salud pública, asociado a una mortalidad prematura, con importantes implicaciones sociales y económicas. A nivel global, se estima que unos 850 millones de personas tienen ERC. Esta entidad ocasiona al menos 2,4 millones de muertes al año, constituye una de las causas de mortalidad de más rápido crecimiento, y es calificada por los nefrólogos como la epidemia silenciosa del siglo XXI. Se estima que para 2040 la ERC represente la quinta causa de pérdida de años de vida útil en todo el orbe. [58, 59, 70]

Por otra parte, la mayoría de las personas con ERC, especialmente en sus fases tempranas, no tienen conciencia de su enfermedad, la que puede evolucionar muchos años sin las intervenciones que se requieren para evitar sus complicaciones, principalmente cardiovasculares.

La organización internacional KDIGO define a la ERC por la presencia de alteraciones de estructura o función renal durante un período superior a tres meses, con consecuencias para la salud independientemente de la causa puesta de manifiesto mediante distintos criterios :

- El descenso del filtrado glomerular (FG) < 60 mL/min/1,73 m^2

- La presencia de lesión o daño renal, referido a la existencia de alteraciones estructurales o funcionales del riñón detectadas directamente en la biopsia renal o indirectamente, por la presencia de albuminuria, proteinuria, alteraciones en el sedimento urinario, en pruebas de imagen, hidroelectrolíticas o de otro tipo de origen tubular o historia de trasplante renal.

Se debe destacar que un solo criterio de los dos es suficiente para diagnosticar ERC, y subrayar que la presencia de marcadores de lesión renal es imprescindible para catalogar a un paciente con ERC si su FG es > 60 mL/min/1,73 m^2

La presencia de concentraciones elevadas de proteínas o albúmina en orina constituye, junto al FG, la base del diagnóstico y clasificación actual en estadios de la ERC. [72]

Actualmente la mayoría de los casos son diagnosticados en etapas avanzadas debido a que los síntomas aparecen cuando se ha perdido más del 70% de la función renal. Sin embargo, es posible detectar la enfermedad en su etapa inicial con un simple análisis de orina donde se puede ya detectar la presencia de proteínas, señal que ya empezó el daño del riñón. Se debe sospechar de un posible daño renal si se orina con mayor frecuencia en las madrugadas y se forma espuma en la orina (similar al huevo batido), y si hay pérdida de peso o hinchazón en tobillos, piernas y los párpados. [61, 70]

Si la enfermedad no se detecta en etapas tempranas y no se recibe tratamiento pueden aparecer complicaciones como las enfermedades cardiovasculares (infarto o derrame cerebral), que son la primera causa de mortalidad en pacientes con enfermedad renal crónica antes de llegar a necesitar diálisis. El 60% de las muertes por derrame cerebral o infarto son en pacientes que ya tienen enfermedad renal crónica y la mayoría de las muertes por esta enfermedad se dan antes que los pacientes entren a tratamiento de diálisis.

La detección temprana es importante, porque si ya se perdió entre el 10% y 40% de la función renal todavía es posible detener el avance de la enfermedad y evitar que el paciente llegue a diálisis. [54, 72]

Las enfermedades renales son asesinos silenciosos que afectarán en gran medida la calidad de vida. Sin embargo, hay varias maneras fáciles de reducir el riesgo de desarrollar enfermedad renal, como mantenerse en forma, realizar controles regulares del nivel de azúcar en la sangre, controlar la presión arterial, comer sanamente y mantener el peso bajo control. Asimismo, realizar una ingesta de líquidos saludables, evitar fumar y tomar medicamentos sin prescripción médica, Verificar la función renal si existen factores de alto riesgo (DM, HTA, sobrepeso o antecedentes de familiares con enfermedad renal). [72, 73]

Se puede prevenir pero no tiene cura, suele ser progresiva, silenciosa y no presentar síntomas hasta etapas avanzadas, cuando las soluciones, la diálisis y el trasplante de riñón, ya son altamente invasivas y costosas. Muchos países carecen de recursos suficientes para adquirir los equipos necesarios o cubrir estos tratamientos para todas las personas que los necesitan. Las prevención para la ERC en la población general es llevar un estilo de vida saludable, que incluye evitar el sobrepeso y mantener una actividad física en forma regular, ya sea haciendo deportes, caminando, andando en bicicleta, etc. [72]

Parte importante es la alimentación, especialmente en la disminución del sodio, aumento del consumo de potasio, reducción de las calorías y grasas saturadas, entre otros, analizándose en forma especial la dieta. Es por ello, la importancia de su prevención, promoviendo los estilos de vida saludables, que son las modificaciones del estilo de vida, tales como el control del peso, ejercicios en forma regular, restricción de sodio, evitar el alcohol, son importantes pilares en el tratamiento de un paciente con DM. [73]

Factores de riesgo que afectan la progresión de la ERC

Los factores de riesgo cardiovascular que favorecen la aparición o afectan la progresión de la ERC, pueden ser modificables y no modificables.

Factores de riesgo no modificables

- Predisposición genética: Múltiples estudios genéticos han sugerido relación entre la ERC y la variedad de polimorfismos de múltiples genes que sintetizan moléculas, como son los factores del eje sistema renina angiotensina aldosterona, la óxido nítrico sintetasa, el factor de necrosis tumoral alfa y múltiples citoquinas.

- Factores raciales: Tienen un papel muy especial en la susceptibilidad a la ERC, reflejada en la alta prevalencia de HTA y DM en la población afroamericana y en los afro-caribeños. Factores socioeconómicos como el estado socioeconómico bajo, se ha asociado con aumento en la prevalencia de ERC.

- Factores materno – fetales La desnutrición materna durante el embarazo y el exceso de ingesta de calorías por el recién nacido, pueden favorecer la aparición de HTA, DM, síndrome metabólico y ERC en la vida adulta. El bajo peso al nacer se ha asociado con HTA por un número reducido de nefronas al nacer (oligonefronia), que por la incapacidad de manejar cantidades altas de solutos y cargas de sal, lleva a hipertrofia compensatoria, que favorece la aparición de glomeruloesclerosis y ERC

- Edad La tasa de progresión de la ERC es influenciada por el incremento progresivo de la edad.

- Sexo: En análisis univariados, el género masculino se asoció con mayor deterioro de la FG, pero este comportamiento no se ha podido confirmar en análisis multivariados.

Factores de riesgo modificables

Dentro de los predictores de progresión acelerada de la ERC se han documentado en la literatura como factores de riesgo los siguientes:

- **Control de la presión arterial**: El control de la presión arterial es una meta clara dentro del manejo del paciente con ERC. La elevación de las cifras de PA elevada a nivel sistémico, se ha relacionado con un aumento de la la presión a nivel del glomérulo,ocasionando alteraciones crónicas hemodinámicas de la arteriola aferente y llevando a un fenómeno conocido como hiperfiltración adaptativa. Esta es posiblemente la fase inicial de la ERC. Los cambios hemodinámicos de mayor relevancia en este proceso son:

- Respuesta compensadora de la nefrona para mantener la FG.
- Vasodilatación renal primaria, que ocurre en los pacientes con DM y otros desordenes.

Es importante recalcar que no solo las patologías que comprometen el glomérulo tienen importancia en la progresión de la ERC; también encontramos patologías que comprometen el túbulo, causando lesión del mismo y una progresión acelerada de la ERC.

➢ **Proteinuria**

El control de la proteinuria es una meta terapéutica bien establecida en el paciente con ERC, como lo recomienda la American Heart Asociation. La presencia de proteinuria se ha considerado como un factor de riesgo independiente de enfermedad cardiovascular y progresión de la ERC. Múltiples estudios y varias revisiones sistemáticas de la literatura confirman la asociación entre la proteinuria y la presentación de eventos cardiovasculares.

Dentro de los mecanismos propuestos de lesión renal se encuentran la toxicidad mesangial, hiperplasia y sobrecarga tubular, toxicidad directa relacionada con compuestos filtrados y posteriormente reabsorbidos a nivel tubular como transferrina, hierro y albumina unida a ácidos grasos. La inducción del factor quimiotáctico atrayente proteína 1 (MPC1) y citoquinas inflamatorias. El incremento marcado en la filtración de proteínas y la reabsorción proximal de las mismas causa lesión del túbulo por liberación de lisozimas dentro del intersticio.

El disminuir el grado de proteinuria con medicamentos y un mejor control de la TA pueden disminuir los cambios hemodinámicos a nivel del glomérulo lo que conduce a menor lesión y finalmente a disminuirla tasa de pérdida de función renal).

La búsqueda de medicamentos antiproteinúricos ha sido objeto de investigación; el uso de medicamentos antihipertensivos como los inhibidores de la enzima convertidora de antiotensina(IECAS) , inhibidores de los receptores de angiotensina (ARAS II), inhibidores de la hidrometilglutarilCoA, han centrado la atención de los clínicos e investigadores en los últimos años. Otras moléculas como tiazolidindionas e inhibidores directos de la renina han sido investigadas recientemente.

- **Dislipemia**

Se ha reportado que el control metabólico, la hiperlipemia y la acidosis metabólica se pueden relacionar con progresión de la ERC. El estudio SHARP proporcionó evidencia adecuada acerca de la eficacia y seguridad de disminuir los niveles de colesterol LDL en la incidencia de eventos ateroescleróticos mayores, en pacientes con ERC sin terapia de soporte renal. Aunque se encontró descenso en el deterioro de la FG calculada por las formulas MDRD4 y por COCKCROFT GAULT en pacientes tratados con sinvastatina, no se alcanzó diferencia significativa en términos estadísticos, sin embargo, la estatina puede tener un efecto renoprotector en aquellos pacientes con ERC y enfermedad cardiovascular

- **Tabaquismo**

El tabaco incrementa la presión arterial y afecta la hemodinámica renal. Tanto en pacientes diabéticos como en los no diabéticos, el tabaco es un factor de progresión independiente de la ERC.

- **Obesidad**

La obesidad ha sido determinada en varios estudios como un factor de riesgo para el desarrollo de ERC y progresión de la misma.

Se ha visto en la población obesa mayor prevalencia de proteinuria, con el desarrollo de glomérulo esclerosis focal y segmentaria, como hallazgo en la histopatología renal de estos pacientes. La fisiopatología no es del todo conocida, se han propuesto teorías acerca de cambios hemodinámicos, aumento de sustancias vasoactivas, fibrogénicas, entre las que se incluyen la angiotensina II, insulina, leptina y factor de crecimiento transformante beta.

Dentro de los cambios hemodinámicos reportados se ven fenómenos de hiperfiltración glomerular en los pacientes obesos, así como reabsorción de sodio tubular mayor al promedio de la población general.

La hiperlipemia es un trastorno frecuente en los pacientes obesos, como la hiperglicemia y otros trastornos metabólicos. En múltiples modelos animales de roedores, se ha encontrado la acumulación de vesículas de triglicéridos y colesterol a nivel de medula renal. Otras sustancias, como el activador de plasminógeno 1 (PAI-1), Factor de Crecimiento Vascular Derivado del Endotelio (VEGF), Colágeno tipo IV y Fibronectina, se encuentran elevados en los pacientes obesos.

La activación del Sistema Renina Angiotensina Aldosterona proveniente del tejido adiposo visceral favorece la elevación de los niveles plasmáticos de renina y Angiotensina II característicos de estos pacientes y que contribuyen a los cambios hemodinámicos y renales. Los niveles altos de aldosterona son comunes en los obesos y estos niveles de aldosterona son independientes de los niveles de renina, favoreciendo más reabsorción de sodio a nivel de la nefrona distal. En estos pacientes la hiperinsulinemia favorece la presencia de factores de crecimiento dependientes de insulina que llevan a la formación de glomeruloesclerosis

- **Alcohol y otras**

Alguna evidencia soporta que el consumo de alcohol de más de 1,5 onzas líquidas (44 ml) (whisky americano o escocés, vodka, ginebra, etc.) o 4 onzas líquidas (118 ml) de vino o 12 onzas líquidas (355 ml) de cerveza al día puede favorecer la progresión de la ERC.

El conjunto de medidas encaminadas a corregir los factores aceleradores de la enfermedad renal, es lo que hace que se logre una mejor calidad de vida en este tipo de pacientes. [73]

Se hace necesario que los pacientes que presentan DM conozcan más sobre su enfermedad. Le corresponde al personal de salud proporcionarles los medios necesarios para mejorar su salud y que a su vez puedan ejercer un mayor control sobre la misma. Para alcanzar un adecuado estado de bienestar físico, mental y social, un individuo o grupo debe ser capaz de identificar y realizar sus aspiraciones, satisfacer sus necesidades, cambiar o adaptarse al medio ambiente.

DISEÑO METODOLOGICO

Se realizó un estudio de intervención pre-experimental, prospectivo, para prevenir la ERC en pacientes diabéticos tipo 2 de los consultorios médicos de la familia 47 y 48 del policlínico XX Aniversario, del municipio Santa Clara, provincia Villa Clara, en el período entre Junio de 2022 y Marzo de 2024. El universo lo conformaron los 177 pacientes diabéticos tipo 2 pertenecientes a los consultorios médicos de la familia y la muestra estuvo conformada por 60 de ellos, seleccionados con un muestreo no probabilístico intencional, los cuales debían cumplir los criterios de inclusión previo consentimiento informado (Anexo 1).

Criterios de inclusión

- Pacientes con diagnóstico de DM tipo 2 con voluntariedad de participar en la investigación mediante el consentimiento informado (Anexo 1)

Criterios de exclusión

- Pacientes diabéticos tipo 2 con deterioro cognitivo y/o retraso mental, ya sea leve, moderado o severo.
- Pacientes diabéticos tipo 2 que hayan sido previamente diagnosticados con ERC.

- Pacientes diabéticos tipo 2 que no pudieran trasladarse hacia el escenario donde se realizaría la actividad educativa.

Criterios de salida

- Pacientes diabéticos tipo 2 que dejaran de asistir a más del 20% de las actividades que se realizaran.
- Pacientes diabéticos tipo 2 que abandonaran el estudio debido a algunas circunstancias como fallecimientos, largos estadíos de ingreso hospitalario o que abandonaran el país por determinada circunstancia.
- Pacientes diabéticos tipo 2 que no desearan continuar en el estudio.

Métodos de investigación empleados

Se utilizaron los métodos generales del nivel teórico y del nivel empírico. De igual forma se emplearon los métodos matemático-estadísticos.

Métodos teóricos

- Histórico-lógico: Se utilizaron para estudiar los antecedentes de la DM y la ERC en pacientes diabéticos, su situación actual a nivel mundial, nacional y provincial.
- Análisis y síntesis: Consistió en interiorizar en las causas del desconocimiento, así como las temáticas que tienen menos preparación y arribar a conclusiones en este sentido, mediante la bibliografía revisada.
- Inducción y deducción: Permitió trabajar a partir de la particularidad individual de los pacientes, para identificar de forma lógica su razonamiento, partiendo de los conocimientos particulares a los generales.
- Enfoque de sistema: Esta investigación comenzó reconociendo el carácter de sistema de cada componente del problema, para no

observarlo de forma aislada y ser capaces de lograr mejorar la calidad de vida.

Métodos empíricos

- Análisis documental: Se hizo una revisión de las historias clínicas individuales y fichas familiares con el objetivo de describir la muestra de estudio según variables clínicas y epidemiológicas, que fueron recogidas en un formulario de datos (Anexo 2).

- Cuestionario diagnóstico: Dirigido a los pacientes con el objetivo de determinar el nivel de información sobre la prevención de la ERC en pacientes diabéticos, conformado por 8 preguntas donde se precisó la información que tenían acerca del tema (Anexo 3).

- Observación: Se realizó a través de la revisión de los resultados de los exámenes de orina que se realizaron para medir la albuminuria como uno de los marcadores de daño renal Los hallazgos obtenidos a través de la observación del investigador se reflejaron en una guía de observación (Anexo 4).

- Cuestionario a especialistas: Utilizado para la valoración por parte de los especialistas de las acciones educativas antes de ponerlas en práctica. (Anexo 5).

- Cuestionario evaluativo: Dirigido a los pacientes con el objetivo de valorar su nivel de información después de aplicadas las acciones educativas (Anexo 3).

Métodos matemático-estadísticos

Se emplearon métodos de la estadística descriptiva e inferencial que permitieron representar los datos en tablas y textos para su análisis e interpretación, a partir de las características de las variables tratadas. Se utilizó el porciento matemático. Para el procesamiento estadístico de los datos recolectados se creó una base de datos en Excel y un fichero SPSS versión 24.0 para Windows, con este paquete estadístico se procesó toda la información recopilada, se reflejó en tablas y se realizaron pruebas estadísticas.

Operacionalización de las variables

Variable	Clasificación	Descripción	Escala
Edad	Cuantitativa discreta	Años cumplidos	▪ De 20-39 años ▪ De 40-59 años ▪ De 60 - 79 años ▪ De 80 y más años.
Sexo	Cualitativa nominal dicotómica	Condición biológica al nacer	▪ Femenino ▪ Masculino
Escolaridad	Cualitativa ordinal	Ultimo nivel escolar aprobado	▪ Primaria ▪ Secundaria ▪ Preuniversitario ▪ Técnico medio ▪ Universitario
Índice de masa corporal	Cualitativa nominal politómica	Según el cálculo de la formula IMC=peso actual (kg) / talla $(m)^2$	▪ Bajo peso: Menos de 18.5. ▪ Normopeso: de 18.5-24.9 ▪ Sobrepeso. De 25.0-29.9. ▪ Obesidad. Mayor de

			30.
Tiempo de evolución de la DM	Cuantitativa discreta	Se refiere al tiempo transcurrido en años desde el diagnóstico realizado	▪ De 5 años o menos ▪ De 6 -10 años ▪ Mayor de 10 años.
Factores de riesgo de la ERC,	Cualitativa nominal politómica	Se refiere a determinada característica presente en la persona que se asocia a la ERC	▪ Hiperglicemia ▪ Hipertensión arterial ▪ Dislipemia ▪ Cardiopatía isquémica ▪ Obesidad ▪ Hábito de fumar ▪ Consumo de bebidas alcohólicas ▪ Consumo de medicamentos nefrotoxicos ▪ Antecedentes patológicos familiares de enfermedad renal ▪ Otros. Cuales
Albuminuria	Cualitativa nominal	Según presencia de albumina en una muestra de	▪ Negativa: menor de 20 mg/l ▪ Positiva: entre 20-200

	dicotómica	orina en la mañana.	mg/l
Nivel de información de los pacientes diabéticos sobre los factores de riesgo que pueden causar ERC	Cualitativa ordinal	Referido al nivel de información sobre los factores de riesgo que pueden causar ERC	▪ Alto: si responden 5 o más factores de riesgo ▪ Medio: si responden entre 2 y 4 factores de riesgo. ▪ Bajo: si responden 1 o ningún tipo
Nivel de información de los pacientes diabéticos sobre las principales manifestaciones clínicas de la ERC	Cualitativa ordinal	Referido al nivel de información sobre las principales manifestaciones clínicas de la ERC	▪ Alto: si responde 3 o más manifestaciones clínicas ▪ Medio: si responde 2 manifestaciones clínicos ▪ Bajo: si responde 1 o ninguna manifestación clínica
Nivel de información de los pacientes diabéticos sobre las complicaciones de la ERC	Cualitativa ordinal	Referido al nivel de información sobre las complicaciones de la ERC	▪ Alto: si responden 5 o más complicaciones ▪ Medio: si responden correctamente entre 2 y 4 complicaciones ▪ Bajo: si responden 1 o ninguna complicación
Nivel de	Variable	Referido al nivel	▪ Alto: si responde 3 o

información de los pacientes diabéticos sobre las medidas que pudiera adoptar para prevenir la ERC	cualitativa nominal	de información sobre las medidas que pudiera adoptar para prevenir la ERC	más medidas ▪ Medio: si responde 2 medidas ▪ Bajo: si responde 1 o ninguna medida
Valoración de las acciones educativas según criterio de especialistas	Variable cualitativa nominal	Relacionado con la valoración de las acciones diseñadas por especialistas	▪ Aceptada: Cuando del 86 al 100 % de los especialistas consultados evaluaron los aspectos solicitados de 4 o 5 y ningún aspecto resulte evaluado por los especialistas con menos de 3. ▪ Aceptada con recomendaciones: Cuando entre el 70 y el 85 % de los especialistas consultados evaluaron los aspectos solicitados de 4 o 5 y ningún aspecto resultó evaluado con menos de 3 ▪ No aceptada: Cuando los resultados no se ajusten a lo anteriormente

			definido.
Eficacia de la acciones educativa	Cualitativa nominal dicotómica	Relación entre los resultados logrados y los propuestos	▪ Eficaz: Cuando el 85% o más de la muestra estudio aumenta el nivel de información. ▪ No eficaz: Cuando menos del 85 % de la muestra estudio -logra aumentar el nivel de información.

Técnicas y procedimientos para la recolección y tratamiento de la información

Para comenzar la investigación se realizó una minuciosa revisión bibliográfica y un análisis profundo del tema, en relación con los aspectos más relevantes del mismo en el ámbito nacional e internacional. Se solicitó autorización para la ejecución de este estudio a la dirección de la institución implicada en el desarrollo del mismo y su consentimiento informado para garantizar el apoyo administrativo para llevar hacia adelante las acciones por el mejoramiento de la calidad de vida de estas personas. El proceso investigativo se realizó en cuatro etapas

Primera etapa: Diagnóstico

Se citaron los pacientes al consultorio y en el caso de existir algún impedimento se visitaron en sus hogares, a fin de explicarles los objetivos de la investigación y solicitar el consentimiento informado de los pacientes para participar en la investigación (Anexo 1).

Se realizó la revisión de historias clínicas individuales y fichas familiares a fin de llenar por parte del investigador un formulario de datos, donde se recogió la información relacionada con variables demográficas, clínicas y epidemiológicas de interés. (Anexo 2).

Se realizó a todos los pacientes del grupo de estudio al inicio de la investigación, la determinación de albuminuria como el mejor y más temprano marcador de ERD, información que se recogió en una guía de observación de los resultados (Anexo 3). Para esto se les tomaron muestras de orina en un frasco estéril y se procesaron en el laboratorio clínico del policlínico XX Aniversario.

Seguidamente se aplicó un cuestionario diagnóstico con el objetivo de identificar el nivel de información de los pacientes diabéticos sobre la ERC. (Anexo 4). El cuestionario contó con ocho preguntas relacionadas con aspectos esenciales de la DM y la ERC. El investigador calificó el cuestionario teniendo en cuenta el instructivo diseñado para el mismo. (Anexo 5)

Segunda etapa: Diseño.

En esta etapa, en un inicio, teniendo en cuenta los resultados obtenidos en la etapa anterior, se elaboró un documento que contempló las principales características sociodemográficas de la muestra de estudio, la descripción acerca del nivel de información y las principales dificultades diagnosticadas.

Este documento se distribuyó entre los miembros de un **grupo focal** (Anexo 6) el cual estuvo constituido por cinco especialistas:

- Un especialista de primer grado en Medicina Interna con categoría docente.
- Un especialista de primer grado en Endocrinología con categoría docente.
- Un especialista de primer grado en Nefrología con categoría docente
- Un especialista de primer grado en Medicina General Integral con categoría docente.
- Un psicólogo con experiencia en la profesión y docente.

Se le solicitó a este grupo realizar una sesión de trabajo donde se plantearon los temas a trabajar, relacionados con el nivel de información sobre la ERC, el grupo trabajó con las propuesta de temas a tratar en el programa educativo. Una vez conformados los posibles temas a tratar fueron sometidos al análisis de un **grupo nominal** (Anexo 7) para llegar al consenso sobre qué aspectos debían formar parte de su diseño. Este grupo quedó conformado por cinco especialistas:

- Un especialista de primer grado en Nefrología con categoría docente, profesor instructor.
- Un especialista de primer grado en Medicina Interna con categoría docente.
- Un especialista de primer grado en Medicina General Integrall y Máster en Urgencias Médicas. con categoría docente, profesor instructor.
- Licenciado en Psicología, con categoría docente profesor asistente.
- Licenciado en Pedagogía, con experiencia docente, Máster en Educación de Avanzada y profesor asistente.

El grupo llegó al acuerdo en relación a la definición de la estructura, los temas, medios de enseñanza, forma organizativa y aspectos a evaluar para determinar su eficacia después de su implementación.

Posteriormente se pasó al diseño del programa educativo a partir del diagnóstico realizado previamente, la estructuración del programa contó con introducción, fundamentación, objetivos, componentes estructurales, requerimientos metodológicos y evaluación.

Seguidamente se tuvo en cuenta la **valoración por criterio de especialistas** (Anexo 8) del programa educativo diseñado, el objetivo de la técnica fue lograr un consenso fiable entre las opiniones del grupo de especialistas, por medio de un cuestionario que se respondió anónimamente. Se seleccionó la muestra para la valoración del diseño propuesto, quedando conformado por siete especialistas:

- Un especialista de primer grado en Nefrología con más de 10 años de experiencia profesional, docente y profesor asistente.
- Un especialista de primer grado en Endocrinología con más de 10 años de experiencia profesional, docente y profesor asistente.
- Un especialista de primer grado en Medicina Interna con más de 10 años de experiencia profesional, docente y profesor asistente
- Un especialista de primer grado en Medicina General Integral, con más de 10 años de experiencia profesional y docente y profesores asistentes.
- Un especialista de segundo grado en Medicina General Integral con más de 30 años de experiencia profesional y docente.
- Un licenciado en Psicología con categoría docente de profesor instructor.
- Un Licenciado en Pedagogía con experiencia docente, con 25 años de experiencia.

Como indicadores a evaluar se tuvo en cuenta la estructura, pertinencia, utilidad, factibilidad y valor científico y se consideraron las siguientes categorías evaluativas:

- <u>Aceptada:</u> Cuando del 86 al 100 % de los especialistas consultados evaluaron los aspectos solicitados de 4 o 5 y ningún aspecto resultó evaluado por los especialistas con menos de 3.
- <u>Aceptada con recomendaciones:</u> Cuando entre el 70 y el 85 % de los especialistas consultados evaluaron los aspectos solicitados de 4 o 5 y ningún aspecto resultó evaluado con menos de 3.
- <u>No aceptada:</u> Cuando los resultados no se ajustaron a lo anteriormente definido.

Para realizar la valoración, los especialistas debieron llenar el siguiente cuadro a partir de las indicaciones ofrecidas y previa entrega del producto diseñado.

No	Aspectos a Evaluar	1	2	3	4	5
1	Estructura					
2	Pertinencia					
3	Utilidad					
4	Factibilidad					
5	Valor científico					

Se les explicó por parte del investigador las categorías evaluativas, la puntuación que se debía otorgar, se haría en orden ascendente, la evaluación otorgada tuvo una representación también cualitativa de la siguiente manera: 5 (excelente), 4 (bien), 3 (regular) y menos (deficiente) y se especificó que si era menor que 5 debían expresar debajo de la tabla qué aspecto le condujo a tomar esa decisión.

Las definiciones operacionales para otorgar la evaluación correspondiente a cada aspecto fueron:

Estructura: si la misma se ajustaba a acciones para aumentar el nivel de información para prevenir la ERC en los pacientes con DM tipo 2.

Pertinencia: si la forma en que estaban concebidas las acciones daban respuesta a las dificultades identificadas en el diagnóstico.

Utilidad: si el producto diseñado respondía a un problema identificado y pendiente de solución.

Factibilidad: si las acciones podían ser aplicadas en la práctica.

Valor científico: si los resultados obtenidos obedecían a una búsqueda científica, ejecutada mediante un riguroso proceso investigativo y la detección de factores de riesgo de la ERC.

<u>Tercera etapa</u>: **Ejecución**.

Luego del establecimiento de las condiciones necesarias, se pasó a la implementación del programa educativo (Anexo 9). Los participantes fueron divididos en dos grupos de 30 personas cada uno y se impartió el programa en dos etapas: una primera etapa intensiva y una segunda etapa de refuerzo. La etapa intensiva tuvo una duración de tres meses, se impartió en cinco semanas con una frecuencia quincenal para cada subgrupo con una hora de duración cada una. La etapa de refuerzo se realizó en tres meses con una frecuencia mensual para cada subgrupo con una duración de una hora para cada una. El último mes se unificaron los dos subgrupos para realizar la actividad final. Las actividades se llevaron a cabo en la escuela primaria 28 de Enero, enmarcada en el radio de acción del consultorio, lo que facilitó la accesibilidad de los participantes a las actividades y tuvo como responsable al autor de la investigación y al médico de familia de dichos consultorios que contribuyeron con la organización de cada una de las actividades.

<u>Cuarta etapa</u>: **Evaluación**.

Una vez concluidas las acciones educativas, en el último encuentro se les aplicó a los participantes un cuestionario evaluativo (Anexo 4). Se consideraron los mismos parámetros evaluativos que en la etapa diagnóstica.

Para la determinación de la eficacia del programa educativo, se tuvo en cuenta que el 85 % o más de la muestra de estudio alcanzó un nivel adecuado de información sobre la ERC. y la aplicación de pruebas de hipótesis para determinar la significación de los cambios favorables ocurridos, en relación al nivel alto de información de los pacientes diabéticos tipo 2 sobre los factores de riesgo de ERC.

Procesamiento estadístico de los datos

El procesamiento de los datos se realizó de forma computarizada en una microcomputadora con un sistema operativo Windows 10. Los datos fueron procesados mediante el programa estadístico SPSS versión 26.0, se aplicó estadística descriptiva, utilizándose números absolutos y el cálculo porcentual para el total de las variables, e inferencial (test de hipótesis de proporciones con un valor para $p < 0,05$). Los resultados se presentaron en forma de textos y tablas estadísticas de distribución de frecuencia, mediante la utilización del programa de Microsoft Office.

Consideraciones éticas

Este estudio se realizó siguiendo los principios éticos para las investigaciones médicas en seres humanos enunciados en la Declaración de Helsinki. Los pacientes incluidos en la investigación fueron participantes voluntarios a los que se les solicitó su consentimiento para lograr la disposición y cooperación de los mismos en el desempeño investigativo, respetando en todo momento la negativa de participación (Anexo 1) Los resultados de este estudio solo serán utilizados con fines científicos y el autor se comprometió a no divulgar datos que pudieran servir para identificar a los integrantes de la muestra.

ANÁLISIS Y DISCUSIÓN DE LOS RESULTADOS

La DM es uno de los principales factores de riesgo para la ERC, por lo que se hace necesario que cada paciente que sufra la enfermedad sea capaz de controlar y prevenir con sus acciones la evolución de esta hacia la ERC.

Tabla 1.Distribución de los pacientes con diabetes mellitus tipo 2 según edad y sexo.

Grupos de edades (años)	**Femenino**		**Masculino**		**Total**	
	No.	**%**	**No.**	**%**	**No.**	**%**
20 - 39	7	11,7	2	3.3	9	15.0
40 - 59	6	10.0	9	15.0	15	25.0
60 - 79	21	40.4	11	21.1	32	53.3
80 y más	2	3.33	2	3.8	4	6.7
Total	41	68.3	19	321.7	60	100.0

Fuente: Formulario de datos

En la tabla 1 se muestra la distribución de los pacientes diabéticos tipo 2 que participaron en el estudio según la edad y el sexo. Predominaron las pacientes femeninas para un 68.3 %.

Esto según criterio del autor puede deberse a los tabúes que existen aún entre el sexo masculino de que son las mujeres las que deben participan en este tipo de actividades, además de que los hombres están más vinculados a la vida laboral que las mujeres, lo que les dificulta en ocasiones participar en este tipo de estudio.

Todo esto coincidiendo también con estudios realizados, como el de Toala, Rosa y otros donde se demuestra que la DM aparece con más frecuencia entre el sexo femenino. [74, 75, 76]

No siendo así con los resultados encontrados en otros estudios como el de Russo [77] y la Federación Internacional de la Diabetes (FID) [78], que plantean que en lo que respecta al sexo biológico, se estima una mayor prevalencia en los hombres en comparación con las mujeres.

Con relación a la edad que predominó en el estudio, esta fue para el grupo comprendido entre los 60 y 79 años, representando el 53.3 %. Según el autor estos resultados pueden deberse, a que estadísticamente en los grupos de mayor edad es donde se ha demostrado que se encuentra la mayor prevalencia de la enfermedad.

Se puede adicionar que esta etapa de la vida coincide con la etapa de la jubilación de la vida laboral, lo que hace que exista más tiempo disponible para participar en este tipo de actividades educativas.

Este estudio concuerda con lo planteado por Ávila González sobre el incremento del diagnóstico de la DM conforme aumenta la edad de las personas; predominando en más de una cuarta parte de la población mundial de 60 a 69 años. [79]

Cobra relevancia este promedio de edad en los adultos con DM, ya que lo refuerza como un problema de salud que hay que abordar enmarcado en un fenómeno complejo, como lo es, todo el cuidado que debe estar relacionado con esta enfermedad. [77, 78, 80]

Tabla 2. Distribución de los pacientes diabéticos tipo 2 según nivel de escolaridad

Nivel de escolaridad	No.	%
Primaria sin terminar	3	5.0
Primaria terminada	6	10.0
Secundaria	15	25.0
Preuniversitario	26	43.3
Universitario	10	16.7
Total	60	100.0

Fuente: Formulario de datos

En la tabla 2 se muestra el nivel de escolaridad de los pacientes diabéticos tipo 2 que participaron en el estudio, evidenciándose un predominio del nivel preuniversitario para un 43.3 % seguido del nivel secundario con un 25 %.

Según el autor, el nivel de escolaridad es un factor importante para el control de la DM, así como para la prevención de la ERC, pues a medida que aumenta el nivel educacional los pacientes se interesan más por su enfermedad y las medidas para controlarla y evitar las complicaciones.

De la misma forma los que menos nivel de escolaridad presentan acuden menos a los servicios hospitalarios, tienen menos adherencia al tratamiento y menos percepción de riesgo de las consecuencias de la misma.

Para lograr que los pacientes adquieran un nivel de información sobre el tema a tratar en el programa educativo objeto de investigación, hay que tener en cuenta que los que presenten un nivel de escolaridad más elevado tienen más posibilidades de alcanzar y asimilar una mayor cantidad de información.

Lo antes dicho coincide con el estudio de Hernández-Zambrano y colaboradores en relación con el nivel de escolaridad, encontrándose mayor adherencia al tratamiento y mayor control de la DM en las personas con niveles de escolaridad medio y medio-superior. [82]

Borroto en su estudio de intervención educativa para modificar niveles de conocimiento sobre la ERC en pacientes diabéticos, con relación al nivel de escolaridad refleja que el mayor por ciento está en el nivel preuniversitario, seguido de los de nivel universitario, concluyendo que a mayor escolaridad, mayor nivel de conocimiento. [83]

Tabla 3. Distribución de los pacientes diabéticos tipo 2 según índice de masa corporal.

IMC	**No.**	**%**
Bajo peso	5	8.3
Normopeso	18	30.0
Sobrepeso	24	40.0
Obeso	13	21.7
Total	60	100.0

Fuente: Formulario de datos

En la tabla 3 se muestra el comportamiento del índice de masa corporal (IMC) de los pacientes diabéticos tipo 2 que participaron en el estudio, reflejándose que existió un predominio de los pacientes con sobrepeso para un 40 %, seguido de los normopesos con el 30 %, y no menos importante, en tercer lugar se encontraron los pacientes obesos que representaron el 21, 7 % del total.

El índice de masa corporal es un indicador que se utiliza frecuentemente para identificar el sobrepeso y la obesidad en los adultos. Un elevado índice de masa corporal es uno de los factores de riesgo más importantes para el desarrollo de la ERC.

Según el autor, a pesar de que en el estudio no fue la obesidad quien ocupó el primer lugar, si fue preocupante que al menos una parte de la muestra de estudio presentó dicha condición, por lo que se hizo necesario tratar de elevar el nivel de información de los pacientes para revertir esa condición, además de que predominaron los pacientes con sobrepeso, y la actividad educativa tomó valor para intentar evitar que estos pasen a la condición de obeso y con ello disminuir la aparición de la ERC.

Mohammedi en su estudio sobre la asociación del índice de masa corporal y el riesgo de eventos renales en pacientes con DM tipo 2 señala que el valor alto del IMC constituye un predictor de eventos renales en pacientes con DM tipo 2 y que la pérdida de peso es una estrategia importante para lograr la nefroprotección de los pacientes diabéticos. [84]

Tabla 4. Distribución de los pacientes diabéticos tipo 2 según factores de riesgo de la enfermedad renal crónica

Factores de riesgo	**No.**	**%**
Hipertensión arterial	44	73.3
Dislipidemia	51	85.0
Cardiopatía isquémica	11	18.3
Obesidad	13	21.7
Hábito de fumar	19	31.7
Consumo de bebidas alcohólicas	9	15.0
Consumo de medicamentos nefrotóxicos	7	11.6
Antecedentes patológicos familiares de enfermedad renal	8	15.3

Fuente: Formulario de datos n=60

El riesgo de sufrir una ERD va a estar directamente relacionado con el número de factores de riesgo que presente el paciente y del cuidado que este le brinde a cada uno de ellos para mantenerlos controlados.

En la tabla 4 se refleja la distribución de los pacientes diabéticos tipo 2 que participaron en el estudio según los factores de riesgo para desarrollar la ERC. En ella se evidencia que existió un predominio de la dislipemia para un 85 %, seguido de la hipertensión arterial y el hábito de fumar, con un 73.3 % y 31.7 % respectivamente.

En estudios internacionales como los de Polanco-Flores, [85] Gheith, [86] entre otros, [87, 88] se han descrito resultados similares, siendo los principales factores de riesgo asociados a la ERC, los antecedentes familiares de ERD, la hipertensión arterial, la dislipemia y el tabaquismo.

En esta investigación se obtuvieron resultados que confirman y coinciden con los presentados por otros autores, al considerar la dislipemia como un importante factor de riesgo relacionado con el desarrollo de ERC. [89, 90, 91]

Tziomalos en su estudio ha encontrado asociación entre la dislipemia y la aparición de la albuminuria y la duplicación de las concentraciones de creatinina sérica. [92]

Se ha demostrado que los valores elevados de presión arterial en los pacientes diabéticos aumenta el riesgo de desarrollar ERD. [92, 93] Los resultados encontrados en el estudio de meta-análisis realizado por Wagnew que incluyó 27 estudios de varios países del África Sub-Sahariana hallaron que los diabéticos con hipertensión arterial tuvieron 1.67 veces mayor riesgo de ERD que los pacientes sin hipertensión arterial. [94]

El hábito de fumar se ha relacionado con la incidencia de ERC. Este constituye un reconocido factor de riesgo como factor independiente de riesgo renal, aunque sus mecanismos no están establecidos.

Debe considerarse uno de los más importantes factores de riesgo remediables, por ello la abstinencia al tabaco es una recomendación prioritaria en la ERC.

En algunos estudios realizados se demuestra que en los sujetos participantes, el hábito de fumar casi duplicó el riesgo de padecer la ERC. [95, 96]

En un metaanálisis, el riesgo de presentar ERC fue 1,27 para los que habían fumado alguna vez, 1,34 para fumadores actuales y 1,15 para los exfumadores respecto a los que no habían fumado nunca. [97]

Diferentes trabajos han investigado la asociación entre el consumo de alcohol y el riesgo de ERC y han revelado resultados inconsistentes. Una reciente revisión sistemática y metaanálisis de dosis-respuesta, encontró que el consumo ligero de alcohol (24 g/día) protege contra la ERC en participantes adultos, especialmente en hombres. [98]

Con respecto a los factores familiares, se ha descrito que los hermanos de pacientes con ERD tienen cinco veces mayor riesgo de esa condición [92, 99] y recientemente se ha construido un modelo predictivo estadístico basado en el genoma, que calcula el riesgo genético de ERD.

Este modelo de predicción permite confirmar la importancia del puntaje de riesgo genético (Genetic Risk Score) combinado con los factores clínicos en la predicción e identificación de las personas de alto riesgo de ERD para una intervención médica oportuna.[100]

El autor considera que muchos de los factores de riesgo que están presentes son modificables, tal es el caso de la dislipemia, el hábito de fumar, el alcoholismo, la obesidad y el consumo de medicamentos nefrotóxicos.

De ahí la importancia de brindarles la información necesaria a los pacientes para que ellos mismos puedan modificar estos factores, y los que no puedan ser modificados, al menos ser controlados para evitar desarrollar la ERC.

Tabla 5. Distribución de los pacientes diabéticos tipo 2 según albuminuria y tiempo de evolución de la DM.

Tiempo de evolución (años)	Albuminuria					
	Negativa		Positiva		Total	
	No.	%	No.	%	No.	%
De 5 años o menos	12	20.0	6	10.0	18	30.0
De 6 a 10	10	16,7	19	31.6	29	48.3
Mayor de 10	3	5.0	10	16.7	13	21.7
Total	25	41.7	35	58.3	60	100.0

Fuente: Formulario de datos y guía de observación

En la tabla 5 se muestra la distribución de los pacientes diabéticos tipo 2 que participaron en el estudio, según la presencia o no de albuminuria en relación con el tiempo de evolución de la enfermedad desde su diagnóstico.

Se reflejó que el 58.3 % de los pacientes presentaron albuminuria positiva y que el 48.3 % de la muestra se encontraba en el grupo de los que tenían entre 6 y 10 años de evolución de la enfermedad desde su diagnóstico. Se evidenció la relación que existió entre el tiempo de evolución de la DM tipo 2 y la presencia de albuminuria, pues esta predominó en aquellos pacientes que sobrepasaban los 6 años de evolución de la enfermedad de base.

Según el autor, la ERD es considerada una de las complicaciones más severas en los pacientes con DM tipo 2 y una de las primeras causas de ERC

Se considera que entre el 20 % y 40 % de las personas que padecen DM, mostrarán algún grado de ERD en el transcurso de su evolución y uno de los primeros indicadores de ERD es la albuminuria, la cual son pequeñas cantidades de albúmina que se encuentran presente en la orina y que se hace más frecuente a medida que aumenta el tiempo de la evolución de laDM tipo 2 desde su diagnóstico.

En la literatura, existe controversia acerca de la asociación de la duración de la DM como predictor de la ERD. Hung en un estudio de cohorte con una mediana de seguimiento de 2.9 años halla que los pacientes con más de 8 años de duración de la DM con respecto a los que tienen menos de 8 años de enfermedad tuvieron mayor riesgo de ERC. [101]

Liang y otros autores demuestran que la duración de la DM es el más fuerte predictor de ERD en el análisis multivariado, y que la duración mayor de 8 años es el punto de corte óptimo para predecir ERD. [102, 103,104]

Sin embargo, Mazzucco no encuentra diferencia en la duración de la DM y la ERD y la no diabética. Considerando que la enfermedad diabética se desarrolla varios años antes del diagnóstico, la duración conocida de la DM no sería un predictor preciso y confiable de ERD. [105]

En la actualidad la detección precoz de la albuminuria en pacientes con DM tipo 2 es considerado como el mejor y más temprano marcador de ERD.

Por la importancia que reviste este marcador de daño renal y las consecuencias del mismo, se hace necesaria la educación al paciente diabético para brindarle toda la información relacionada con el tema y de esa manera pueda adoptar un estilo de vida saludable y así pueda realizar cambios para prevenir, controlar o revertir la albuminuria para preservar la salud renal.

Una vez aplicados los instrumentos, se realizó la **triangulación metodológica**, herramienta que facilitó la articulación y validación de datos, a través del entrecruzamiento de la información recolectada del análisis documental, la guía de observación y el cuestionario, lo que nos permitió contrastar los resultados en relacionados con las características sociodemográficas de los pacientes diabéticos tipo 2 objetos de estudio, la albuminuria como marcador temprano de daño renal, el nivel de información para prevenir la ERC y realizar el diagnóstico educativo, donde se determinó bajo nivel de información relacionado con los aspectos generales y la prevención de la ERC en pacientes con DM tipo 2.

Con los resultados de la triangulación metodológica se concluyó el diagnóstico y se pasó a la etapa de diseño del programa educativo, la etapa se inició con la presentación de los resultados del diagnóstico al **grupo focal**, quienes con la aplicación de la técnica de lluvia aportaron opiniones para el diseño del programa:

- Como temas a abordar en el programa se propusieron: Generalidades sobre la DM y la ER, factores de riesgo, principales manifestaciones clínica y complicaciones de la ERC en los pacientes diabéticos tipo 2, así como las medidas para prevenirla, importancia de la determinación de la albuminuria como marcador de daño renal.

- Utilización de técnicas educativas como medios de enseñanza (discusión grupal, reflexiones grupales y debate colectivo) y del taller como forma organizativa.

- Desarrollo de la evaluación a través del PNI (positivo, negativo, interesante) para conocer la opinión del grupo sobre las acciones efectuadas y la práctica con medios de enseñanza.

- Para la determinación de la eficacia del programa se propuso la categoría nivel de información para prevenir la ERC en pacientes con DM tipo 2.

- Para la eficacia se tuvo en cuenta que el 85% o más de la muestra de estudio alcanzara un nivel alto de información para prevenir la ERC en pacientes con DM tipo 2.

- Fomentar la participación activa de los pacientes diabéticos en la intervención, para la adquisición de información sobre la ERC en pacientes con DM tipo 2.

- Las sesiones tuvieran una duración aproximada de 1 hora cada una, dos veces por semana en la etapa intensiva por tres meses y una vez al mes los encuentros en la etapa de refuerzo, por tres meses, para mantener la motivación por la actividad.

Estas ideas fueron presentadas al grupo de profesionales que conformaron el **grupo nominal**, quienes llegaron al consenso de las siguientes propuestas para el diseño del programa:

- Que la ERC constituía un problema de salud por lo que era de gran importancia su conocimiento y prevención.
- Que aún era insuficiente el nivel de información de los pacientes diabéticos para prevenir la ERC.
- Que se necesitaba de una intervención en los pacientes diabéticos a través de un programa educativo para elevar el nivel de información para prevenir la ERC en pacientes con DM tipo 2.
- Que convenía incluir acciones para la modificación del nivel de información para prevenir la ERC en pacientes con DM tipo 2.

Los resultados del grupo focal y nominal se tuvieron en cuenta para el **diseño del programa educativo** (Anexo 9).

El programa educativo se estructuró de la siguiente manera:

Aspectos generales: Estructurado para realizarlo en dos etapas, una etapa intensiva y una etapa de refuerzo. La etapa intensiva, concebida para desarrollarla en tres meses, distribuida en cinco sesiones, con una frecuencia quincenal de una hora de duración cada una, proyectándose como espacio de reflexión grupal organizada por el investigador. Dirigida a los 60 pacientes diabéticos seleccionados para participar en la investigación y se ejecutó en la escuela primaria 28 de Enero que se encuentra dentro del radio de acción de los consultorios médicos de la familia implicado en el estudio, en el período entre Junio y Agosto de 2023, como parte del diagnóstico educativo, se identificaron las carencias cognitivas y con ello la necesidad de ampliar diferentes temáticas que contribuyeron a enriquecer el nivel de información para prevenir la ERC en pacientes con DM tipo 2.

La etapa de refuerzo se realizó por tres meses en el período entre Septiembre y Noviembrede 2023 donde participaron los pacientes diabéticos tipo 2 incluídos en el estudio. Se realizó en el último mes la evaluación del programa.

Título: Protegiendo mi salud

Objetivo General

Elevar el nivel de información de los pacientes con DM tipo 2 para prevenir la ERC.

Estructuración y temas a impartir

El programa se realizó en dos etapas, primera etapa intensiva y una segunda etapa de refuerzo. La etapa intensiva tuvo una duración de tres meses (Junio-Agosto 2023) se desarrollaron cinco actividades con una frecuencia quincenal de una hora de duración cada una, desarrollándose como espacio de reflexión grupal organizada por el investigador. Hasta la quinta sesión se abordaron los diferentes temas planificados a partir del consenso del grupo focal, nominal y la valoración de los especialistas.

La etapa de refuerzo se desarrolló durante tres meses consecutivos (Septiembre-Noviembre 2023), con una hora de duración, participaron los pacientes diabéticos tipo 2 incluidos en el estudio, se ejecutó en la escuela primaria 28 de Enero. En la última sesión se realizó la evaluación (Noviembre de 2023) aplicando el cuestionario evaluativo (Anexo 4).

Cuadro 1. Propuesta de temas del programa educativo sobre la prevención de la enfermedad renal crónica (ERC) en los pacientes diabéticos tipo 2.

Título: "**Protegiendo mi salud**"

Etapa intensiva			
Tema	**Objetivo**	**Contenido**	**Acciones**
Sesión 1 "Conociendo mi enfermedad"	Objetivos -Crear un estado favorable de los	Presentación de la actividad educativa a desarrollar.	Constitución de los grupos y determinación de las normas y

Tema 1 Introducción al programa educativo "Protegiendo mi salud". Generalidades sobre la DM	pacientes diabéticos que facilite la cohesión y reflexión grupal propiciando un ambiente adecuado que permita desarrollar los temas a tratar en cuanto a la DM. -Definir la metodología a seguir. -Motivar al grupo para elevar el interés por los temas a tratar en relación con la DM. Establecer normas y reglas generales del grupo. Conocer las generalidades sobre la DM	Generalidades sobre la DM. Concepto. Síntomas. Complicaciones. Control de la enfermedad.	reglas generales del grupo. Exposición de las características de la intervención. Exposición del contenido temático. (reflexión grupal y debate colectivo) Motivación para las actividades propuestas.
Sesión 2 "¿Cómo puedo enfermarme? " Tema 2: ERC. Generalidades. Factores de	-Conocer que es la ERC y su relación con la DM. -Explicar los factores de riesgo que pueden causar ERC en pacientes con DM	-ERC. Concepto. Generalidades de la enfermedad. -Factores de riesgo no modificables que pueden causar ERC en los pacientes	Exposición del contenido temático. (reflexión grupal y debate colectivo) Motivación para las actividades

riesgo que pueden causar ERC en los pacientes diabéticos.	tipo 2.	diabéticos. -Factores de riesgo modificables que pueden causar ERC en los pacientes diabéticos.	propuestas.
Sesión 3 "¿Qué puedo sentir? " Tema 3: Principales manifestaciones clínicas que se presentan en la ERC	Identificar las principales manifestaciones clínicas que se presentan en la ERC.	ERC. Principales manifestaciones clínicas.	Exposición del contenido temático. Reflexión grupal Debate colectivo
Sesión 4 "Reconocer el peligro " Tema 4: Complicaciones que se presentan en la ERC.	Explicar las complicaciones que se pueden presentar tras la ocurrencia de la ERC.	ERC. Principales complicaciones	Exposición del contenido temático. Reflexión grupal Debate colectivo
Sesión 5 "Me preparo para mejorar mi salud"	Exponer las medidas preventivas para la ocurrencia de la ERC.	ERC. Principales medidas para evitar que ocurran.	Exposición del contenido temático. Reflexión grupal

Tema 5: Medidas para prevenir la ERC.			Debate colectivo
Etapa refuerzo			
Primer mes: Generalidades sobre DM y la ERC. Factores de riesgo que pueden causar ERC en los pacientes diabéticos. Principales manifestaciones clínicas que se presentan en la ERC	Evaluar el nivel de información sobre la ERC adquirido por los pacientes diabéticos participantes en el programa educativo.	Generalidades sobre la DM y la ERC. Factores de riesgo que pueden causar ERC en los pacientes diabéticos. Principales manifestaciones clínicas que se presentan en la ERC.	Exposición del contenido temático. Reflexión grupal Debate colectivo
Segundo mes: Complicaciones que se presentan en la ERC. Medidas para prevenirla.	Evaluar el nivel de información sobre la ERC adquirido por los pacientes diabéticos participantes en el programa educativo	Complicaciones que se presentan en la ERC. Medidas para prevenirla.	Exposición del contenido temático. Reflexión grupal Debate colectivo
Tercer mes: Se realiza la evaluación de los pacientes diabéticos participantes del	Evaluar el nivel de información sobre la ERC adquirido por los pacientes diabéticos participantes en el	Reafirmación de los contenidos teóricos y habilidades adquiridas. Cierre y evaluación.	Debate colectivo. Aplicación del cuestionario evaluativo. Cierre y despedida

estudio.	programa educativo		de la actividad educativa.

Requerimientos metodológicos

Se utilizaron diferentes técnicas pedagógicas activas como exposición, exposición más discusión, debates y videos con discusión y acciones educativas que propician el cambio en los estilos de vida no saludables.

Antes de iniciar la intervención y aplicar el programa educativo, se aplicó el cuestionario (Anexo 4) con el que se obtuvo el diagnóstico individual de las necesidades de aprendizaje. El programa educativo constó de sesiones que se desarrollaron en forma de taller, la evaluación del proceso fue participativa como sujeto activo, mediante los procedimientos de autoevaluación en cada actividad. Al concluir la etapa de refuerzo se realizó la evaluación final para valorar los cambios aplicando el mismo instrumento utilizado al inicio de la investigación (Anexo 4). La evaluación del programa educativo se realizó desde la perspectiva de conocer si se lograban los objetivos propuestos y determinar si el programa educativo fue provechoso.

Medios de enseñanza: láminas, videos, plegables, maquetas, y PowerPoint diseñados para cada actividad.

Evaluación

Se aplicaron técnicas participativas que permitieron la autoevaluación, lo que favoreció la modificación del nivel de información de los pacientes diabéticos implicados en el estudio.

El diseño del programa educativo fue sometido a valoración por criterio de especialistas y se obtuvieron los siguientes resultados.

Resultado de la valoración del programa educativo por especialista.

Los siete especialistas que conformaron el grupo para la valoración de la estructura, pertinencia, utilidad, factibilidad y valor científico del programa educativo, una vez emitido sus criterios se obtuvieron los siguientes resultados:

Aspectos a Evaluar	1	2	3	4	5	6	7	Total
Estructura	5	5	5	5	4	5	5	6-85,71 % aceptable 1- 14,28 % aceptada con recomendaciones
Pertinencia	3	5	5	5	4	4	5	7-100 % aceptable
Utilidad	4	5	5	5	5	5	4	7-100 % aceptable
Factibilidad	5	4	5	4	5	5	4	7-100 % aceptable
Valor científico	5	4	5	5	5	5	5	7-100 % aceptable

Los especialistas refirieron que el programa se ajustaba a acciones para aumentar el nivel de información sobre la prevención de la ERC en los pacientes diabéticos tipo 2. Después de la evaluación se encontró que el 100 % de los especialistas consideraron oportuna la propuesta.

El 100 % de los especialistas refirieron que las metodologías, las técnicas, así como las temáticas respondían a los objetivos, mientras que solo un 85,71 % consideró aceptada la estructura.

Seguidamente se pasó a establecer la relación entre el programa educativo y el nivel de información de los pacientes diabéticos que participaron en el programa.

Tabla 6: Distribución de los pacientes diabéticos según nivel de información sobre la ERC antes y después de la intervención educativa.

Nivel de Información	Antes						Después					
	Alto		Medio		Bajo		Alto		Medio		Bajo	
	No	%	No	%	No	%	No	%	No	%	No	%
Factores de riesgo	14	23	19	32	27	45	54	90	6	10	0	0
Manifestaciones clínicas	19	32	20	23	21	35	54	90	8	10	0	0
Complicaciones	17	28	19	32	24	40	56	93	4	7	0	0
Medidas preventivas	12	20	23	38	25	42	58	97	2	3	0	0

Fuente: Cuestionario diagnóstico y evaluativo n=60

En la tabla 6 se muestra la distribución de los pacientes diabéticos según el nivel de información sobre la ERC antes y después de la intervención educativa.

En ella se muestran que antes de la aplicación del programa educativo predominaban los pacientes diabéticos que presentaban un nivel de información bajo referente a los factores de riesgo, las manifestaciones clínicas, las complicaciones y las medidas preventivas para evitar la enfermedad, representando el 45 %, 40 %, 35 % y 42 % respectivamente, seguido de los que presentaban un nivel de información medio en cada uno de los casos.

Se hace destacar que en todos los casos menos del 20 % de los implicados en el estudio presentaron un nivel de información alto relacionado con la ERC.

Se observa como luego de la intervención, de manera general, se observó una mejoría en cuanto al nivel de información sobre la ERC que adquirieron los pacientes diabéticos en todos los casos, no existiendo ningún paciente que presentara bajo nivel de información relacionado con la enfermedad y predominando el nivel de información alto en más del 90 % de los casos.

Según el autor, el nivel de información sobre la ERC actúa como factor protector en los pacientes con DM, y los resultados obtenidos son muestra del importante rol que puede desempeñar una educación sanitaria integral con especial atención a la prevención, educación y ayuda.

El nivel de información sobre las características de la ERC provoca una serie de cambios que afectan, de manera importante, la vida del paciente, al disminuir la progresión de esta enfermedad crónica no transmisible. Una intervención educativa sencilla puede mejorar el nivel de información de esta enfermedad entre la población con mayor susceptibilidad a padecerla.

Los datos que abordó el estudio coinciden con algunos de los resultados de estudios similares realizados. [86] Tal es el caso de Garces y Dayly [106] que antes de la intervención educativa el nivel de conocimiento insuficiente fue 57 % (30 pacientes) y después de la intervención educativa se alcanza hasta el 77 %, en igual número de pacientes, con un nivel de conocimiento suficiente.

Burgos Jiménez y colaboradores [107] en el trabajo investigativo sobre el impacto de una intervención dirigida a incrementar el conocimiento de la enfermedad renal sobre el inicio oportuno de la terapia sustitutiva, destacan que en relación con el conocimiento de las cuatro dimensiones medidas por el cuestionario, se logra aumentar un 75,4 % el nivel bueno en más de 21 ítems contestados correctamente; cambios que concuerdan con lo publicado en el conocimiento de la enfermedad de los pacientes diabéticos.

El artículo referido al nivel de conocimiento sobre la ERC en pacientes, familiares y personal de enfermería, también se relaciona con este estudio, pues identifica, que en relación a los pacientes predominan los que presentan un nivel bajo (70,51 %), seguidos de los que alcanzan un nivel medio (26,92 %) y solo 2 pacientes (2,57 %) alcanzan un nivel alto con relación a las respuestas ofrecidas al cuestionario de investigación. [108]

Existe diferencia con respecto a Valverde y Zari [109] de Ecuador, que en su investigación obtienen como resultado, que los pacientes participantes en el estudio cuentan con un alto nivel de conocimiento, antes de aplicar la intervención educativa, lo que no coincide con esta investigación, al mostrar que la mayoría de los pacientes presentaban nivel malo de información.

Los resultados obtenidos una vez aplicada la actividad educativa, demostraron el aumento en el nivel de información de los pacientes diabéticos tipo 2 que participaron en el estudio para prevenir la ERC, **quedando demostrada la eficacia del programa educativo,** pues más del 90 % de los pacientes diabéticos logró alcanzar un nivel alto de información. Esto demuestra la importancia de educar a los pacientes en el conocimiento de su enfermedad para facilitar la prevención de las posibles complicaciones que se pueden desarrollar en el trascurso de su evolución.

Estos resultados son similares a los encontrados en el estudio de Garces y Dayly [106] cuya población fue de 115, quienes demuestran que la intervención educativa es efectiva al incrementar conocimientos, ya que en la evaluación inicial, el 40 % tuvo un nivel de conocimiento bajo en lo que respecta al autocuidado y se evidenció, que posterior a la ejecución de la intervención educativa, se incrementa el nivel de conocimiento con un 78 %.

Esto coincide con la teoría de Nola Pender, donde se expresa, que los conocimientos se incrementan mediante la interacción, de tal manera, que las personas adoptan conductas que conllevan a mejorar su calidad de vida; es decir, proporcionar información ayuda a generar actitudes positivas y de esa manera, concientizan y modifican sus estilos de vida, al disminuir la morbimortalidad ante un problema de salud pública que aqueja a gran parte de la población por falta de conocimiento.

Otros estudios similares reflejan resultados que corroboran los nuestros al demostrar la eficacia en cada uno de ellos después de aplicar diferentes tipos de actividades educativas al logran elevar el nivel de informacion relacionado con la ERC y su prevención. [110, 111, 112,]

Otros autores han demostrado, a través de la evaluación de programas educacionales y de cuidados a pacientes diabéticos que, sin duda, la educación determina un mejor control de la DM, retrasando o evitando el desarrollo de complicaciones como la ERC. [113, 114, 115]

En palabras de Sánchez, “La educación para la salud es una herramienta que permite a las personas asumir un rol activo en la modificación de sus conductas y comportamientos para promover la salud, a partir de la incorporación del conocimiento que puede llegar por parte de los profesionales de la salud.”

CONCLUSIONES

En esta investigación prevalecieron los pacientes diabéticos comprendidos entre los 60 y 79 años de edad, el sexo femenino, la escolaridad preuniversitaria y sobrepesos. La dislipemia, la hipertensión arterial y el hábito de fumar fueron los principales factores de riesgo para desarrollar la enfermedad renal crónica. Se identificó la albuminuria como marcador temprano de daño renal, resultando positiva en más del 50 % de los casos y siendo más frecuente en los pacientes diabéticos con 6 o más años de evolución. Antes de la intervención educativa, predominó el nivel de información bajo sobre la enfermedad renal crónica en la muestra estudiada y una vez aplicado el programa educativo aumento en más del 90 % de los casos. El programa educativo: "**Protegiendo mi salud**" resultó ser eficaz, al elevar el nivel de información de los pacientes diabéticos tipo 2 sobre la enfermedad renal crónica.

RECOMENDACIONES

- Generalizar la aplicación del programa educativo en otras áreas de salud para contribuir a la prevención de la enfermedad renal crónica en los pacientes diabéticos tipo 2.
- Continuar realizando estudios de intervención en la APS con el objetivo de perfeccionar las vías de comunicación sobre la prevención de la enfermedad renal crónica en los pacientes diabéticos.
- Dar continuidad al estudio, para no solo modificar el nivel de información sobre el tema, sino también, intentar modificar el comportamiento de los pacientes diabéticos para prevenir la enfermedad renal crónica.

REFERENCIAS BIBLIOGRAFICAS

1. Ruíz A, Arranz E, García JC, García ME, Palacios D, Montero A, et al. Prevalencia de diabetes mellitus en el ámbito de la atención primaria española y su asociación con factores de riesgo cardiovascular y enfermedades cardiovasculares. Estudio SIMETAP-DM. Clin Invest Arterioscl [Internet]. 2020 [citado 2024 my 26]; 32(1): [aprox. 11p]. Disponible en: https://doi.org/10.1016/j.arteri.2019.03.006

2. Pavón-Rojas AJ, Escalona-González SO, Cisnero-Reyes L, González-Milán ZC. Microalbuminuria: método de detección precoz de enfermedad renal crónica en diabéticos. SPIMED [Internet]. 2020 [citado 5 Jun 2024]; 1(2). Disponible en: https://revspimed.sld.cu/index.php/spimed/article/view/15

3. Zavala-Calahorrano AM, Fernández E. Diabetes mellitus tipo II en el Ecuador: revisión epidemiológica. 2018 [Tesis de grado]. Ecuador: Universidad Técnica de Ambato, Tungurahua; 2018. Disponible en: DOI: https://doi.org/10.31243/mdc.uta.v2i4.132.2018

4. International Diabetes Federation. IDF Diabetes Atlas [Internet]. 8ed. Brussels, Belgium: International Diabetes Federation; 2017 [citado 2024 my 26]. Disponible en: http://diabetesatlas.org/resources/2017-atlas.html

5. Ayala-Reynoso PP. Intervención terapéutica para lograr el control glicémico en pacientes con diabetes mellitus. [Tesis de posgrado]. Ecuador: Escuela Superior Politécnica de Chimborazo, Riobamba, Chimborazo; 2019. Disponible en: http://dspace.espoch.edu.ec/handle/123456789/12503

6. Kovesdy CP. Epidemiology of chronic kidney disease: anupdate 2022. Kidney Int Suppl [Internet] 2022 abr [citado 2024 my 26]; 12(1):7-11. Disponible en: https://www.ncbi.nlm.nih.gov/pmc/articles/PMC9073222/

7. Polanco-Flores NA, Rodríguez-Castellanos F. Detección temprana de nefropatía diabética, a propósito de su cribado. Rev Nefrol Dial Traspl [Internet] 2018 [citado 2024 my 26]; 38(4):258-67.Disponible en: https://www.revistarenal.org.ar/index.php/rndt/article/view/372/553

8. Turkmen K. Inflammation, oxidative stress, apoptosis, and autophagy in diabetes mellitus and diabetickidneydisease: theFourHorsemen of theApocalypse. Int Urol Nephro [Inernet]. May 2017 [citado 2024 my 26];49(5):837-44.Disponible en: https://pubmed.ncbi.nlm.nih.gov/28035619/

9. Sosa N, Polo RA, Méndez SN, Sosa M. Caracterización de pacientes con enfermedad renal crónica en tratamiento de hemodiálisis. Medisur [Internet]. 2016 [citado 2024 my 26]; 14(4): [aprox. 10p.]. Disponible en: http://medisur.sld.cu/index.php/medisur/article/vi ew/2969\

10. Hernando-Avendaño L. Historia de la Nefrología en España. Barcelona: Ediciones Pulso; 2017. Antecedentes históricos. Primeros apuntes sobre las enfermedades renales. p. 19 – 20

11. Cusumano AM, Rosa-Diez G. Apuntes para la historia de la diálisis en el mundo y en la Argentina. Segunda parte: los inicios de la hemodiálisis en la Argentina. Rev Nefrol Dial Traspl. [Internet]. 2020 [citado 2024 my 26]; 40(3): 242 - 250. Disponible en: https://www.revistarenal.org.ar/index.php/rndt/article/view/538

12. Herrera-Añazco P, Pacheco-Mendoza J, Taype-Rondan A. La enfermedad renal crónica en el Perú. Una revisión narrativa de los artículos científicos publicados. Acta Med Perú [Internet]. 2016 [citado 2024 my 26]; 33(2): 130 – 137 http://www.scielo.org.pe/pdf/amp/v33n2/a07v33n2.pdf \

13. Díaz-Armas MT, Gómez-Leyva B, Robalino-Valdivieso MP, Lucero-Proaño SA. Comportamiento epidemiológico en pacientes con enfermedad renal crónica terminal en Ecuador. CCM [internet]. 2018 [citado 2024 my 26] (2): 312 – 324. Disponible en: http://scielo.sld.cu/pdf/ccm/v22n2/ccm11218.pdf

14. Lacomba-Trejo L, Mateu-Mollá J, Carbajo-Álvarez E, Oltra-Benavent AM, Galán-Serrano A. Enfermedad renal crónica avanzada. Asociación entre ansiedad, depresión y resiliencia. Rev. Colomb. Nefrol [Internet]. 2019 [citado 2024 my 26]; 6(2): 103 - 111. Disponible en: https://revistanefrologia.org/index.php/rcn/article/view/344/pdf

15. Ramírez-Perdomo CA, Solano-Ruíz MC. La construcción social de la experiencia de vivir con una enfermedad renal crónica. Rev. Latino-Am Enfermagen [Internet] 2028 [citado 2024 my 26]; 26: e3028. Disponible en: https://www.scielo.br/pdf/rlae/v26/es_0104-1169-rlae-26-e3028.pdf; http://dx.doi.org/10.1590/1518-8345.2439.3028

16. Gorostidi M, Santamaría R, Alcázar R, Fernández Fresnedo G, Galcerán JM, Goicoechea M, et al. Documento de la Sociedad Española de Nefrología sobre las guías KDIGO para la evaluación y el tratamiento de la enfermedad renal crónica. Nefrología [internet]. 2017 [citado2024 my 26]; 34(3): 302 – 316. Disponible en: http://scielo.isciii.es/pdf/nefrologia/v34n3/especial2.pdf

17. Martínez Pérez Denia, Pérez de Alejo Rodríguez Lutgarda, Moré Chang Carmen Xiomara, Rodríguez Viera Ricardo, Dupuy Nuñez Juan Carlos. Estudios de laboratorio clínico para la detección de la enfermedad renal crónica en grupos poblacionales de riesgo. MEDISAN [Internet]. 2016 Ene [citado 2024 Jun 05]; 20(1): 49-58. Disponible en: http://scielo.sld.cu/scielo.php?script=sci_arttext&pid=S1029-30192016000100008&lng=es

18. Lorenzo CMB, Ortega GEA, Ortega HA, Ferreiro GLR, Carballea BM. Desarrollo de la enfermedad renal crónica en pacientes con hipertensión arterial y/o diabetes mellitus. Universidad Médica Pinareña [Internet]. 2019 [citado 2024 my 26]; 15(1):[aprox. 10p]. Disponible en: https://www.medigraphic.com/cgi-bin/new/resum

19. Miranda JJ, Alemán B, Vega J, García D, Arocha Y, Rivero L. Factores de progresión de disfunción renal en diabéticos ingresados en Medicina Interna. Rev Méd Electrón [Internet]. 2016 [citado 2024 my 26]; 38(6):[aprox. 5p]. Disponible en: https://www.revmedicaelectronica.sld.cu/index.php/rme/article/view/1610/3207

20. Besse-Díaz R, Martínez-Cantillo L, Ríos-Vega L. Aspectos clínicos y epidemiológicos relacionados con la microalbuminuria en pacientes con

diabetes mellitus de tipo 2. MEDISAN [Internet]. 2018 en [citado 2024 mzo 31]; 22(1): 11-18. Disponible en: http://scielo.sld.cu/scielo.php?script=sci_arttext&pid=S1029-30192018000100002&lng=es.

21. Martell-Martínez M, Cisnero-Causillo,C, González-Agüero J E, Galiano-Silva G. Microalbuminuria as a marker of kidneydamage in patientswith diabetes mellitus. J Clin Med Rev 2022; 1(1); 12.

22. Lin YC, Chang YH, Yang SY, Wu KD, Chu TS. Update of pathophysiology and management of diabetickidneydisease. J Formos Med Assoc Taiwan YiZhi. agosto de 2018; 117(8):662-75.

23. Moreno F, Castillo C, Peña JK. Afectación renal en la diabetes mellitus. Medicine [Internet]. 2019 [citado 2024 my 26]; 12(80):[aprox. 9p]. Disponible en: https://www.medicineonline.es/es-afectacion-ren al-diabetes-mellitus-articulo-S030454121930145 3

24. Cuba. Ministerio de Salud Pública. Anuario Estadístico de Salud 2020 [Internet]. La Habana: Dirección Nacional de Estadísticas; 2021 [citado 2024 my 26]. Disponible en: https://files.sld.cu/bvscuba/files/2020/05/AnuarioElectrónico-Español-2019-ed-2

25. Velez L, Fuentes M, Morieira M, Lucio L. Vulnerabilidad de padecer diabetes mellitus tipo 2. Rev Científica Multidiscip. 2020; 4(3):93– 8.

26. López-Casanova A, Triana de la Paz R, Ruiz-Triana A, Díaz-Alfonso NI, Gutiérrez- Escarrás Y. Síndrome metabólico en pacientes diabéticos tipo 2. Acta Méd Cent [Internet]. 2019 [citado 2024 my 26]; 13(3):284–96. Disponible en: https://www.medigraphic.com/pdfs/medicadelcentro/mec-2019/mec193a.pdf

27. Altamirano L, Vásquez M, Cordero G, Álvares R, Añez R, Rojas J, et al. Prevalencia de la diabetes mellitus tipo 2 y sus factores de riesgo en individuos adultos de la ciudad de Cuenca- Ecuador. Av en Biomed

[Internet]. 2017 [citado 2024 my 26]; 6(1):10–21. Disponible en: http://www.redalyc.org/pdf/3313/331351068003.pdf

28. Martínez B, Méndez Y, Veldez I. Factores de riesgo asociados a diabetes mellitus tipo 2. Policlínico Docente José Jacinto Milanés. Matanzas, 2019. Rev Méd Electrón [Internet]. 2021 [citado 2024 my 26]; 43(6):1–13. Disponible en: http://www.revmedicaelectronica.sld.cu/index.php/rme/article/view/4140/pdf:

29. Blanco-Naranjo EG, Chavarría-Campos GF, Garita-Fallas YM. Estilo de vida saludable en diabetes mellitus tipo 2: beneficios en el manejo crónico. Rev Medica Sinerg. 2021; 6(2):e639.

30. Peinado-Martínez M, Dager-Vergara I, Quintero-Molano K, Mogollón-Perez M, Puello-Ospina A. Sindrome metabólico en adultos: revisión narrativa de la literatura. Arch Med [Internet] 2021[citado 2024 my 26];17 (2:4) : 1–5.Disponible en: https://www.archivosdemedicina.com/medicina-de-familia/siacutendrome-metaboacutelico-en-adultos-revisioacuten-narrativa-de-la-literatura.pdf

31. Pérez- González M. Síndrome metabólico en pacientes con diabetes mellitus tipo 2. Rev Ciencias Médicas Pinar del Río [Internet]. 2016 [citado 2024 my 26]; 20(4):26–36. Disponible en: http://scielo.sld.cu/pdf/rpr/v20n4/rpr05416.pdf

32. Meza-Prambs A, Vergara-Cabezas R, Encalada-Campos G, Estay-Sepúlveda J, Crespo J, Cabezas Cáceres C. Tratamiento ideal de La resistencia a la insulina y prediabetes; ¿Metformina o ejercicio? J Sport Heal Res J Sport Heal Res 14 [Internet]. 2019[citado 2024 my 26];(11):139–54. Disponible en: http://www.journalshr.com/papers/Vol 11_suplemento2/JSHR_V11_SUPL2_12.pdf

33. Ceballos-Pomares JC, Solís-Martínez RA, Quevedo-Carreño A, López Muñoz JJD, MORENO-Cortes ML. Resistencia a la insulina y su relación con alteraciones bioquímicas y antropométricas en adolescentes con

prediabetes. Revista Biomédica [Internet]. 2020 [citado 2024 my 26];31(1). Disponible en: https://doi.org/10.32776/revbiomed

34. CARRASCo F, GALGANI J, REYES M. Síndrome De Resistencia a La. REV MED CLIN. 2018; 24(5):827–37.

35. Escobar J, Chimal M, Moreno M, Lagunes O, Ortega C, Escobar P. Detección de factores de riesgo para resistencia a la insulina en estudiantes universitarios. Acta Méd Centro [Internet]. 2018 [citado 2024 my 26]; 12(3):332–8. Disponible en: http://www.revactamedicacentro.sld.cu/index.php/amc/article/view/971/1172

36. Fragozo-Ramos C. Síndrome metabólico : revisión de la literatura. Med Lab [Internet]. 2022[citado 2024 my 26];26(1):47–62. Disponible en: https://medicinaylaboratorio.com/index.php/myl/article/view/559/503

37. Chacón-Valladares P, Valencia-Gutiérrez MM. Síndrome metabólico y estilos de vida en personal sanitario en una unidad de medicina familiar en México. Cad Aten Primaria [Internet] 2020 [citado 2024 my 26]; 26 (3):4–11. Disponible en: https://revista.agamfec.com/wp-content/uploads/2021/01/Agamfec_26_3-Orixinal-Síndrome-metabólico.pdf

38. Vinces-Chong RI, Villamarin-Vaca ON, Tapia-Mieles AM, Gorozabel-Alarcón JM, Delgado-Gorozabel CJ, Vinces-Zambrano MI. Diabetes Mellitus y su grave afectación en complicaciones típicas. Polo del Conoc. 2019; 4(2):181.

39. Casal-Domínguez M, Pinal-Fernandez I. Guía de práctica clínica de diabetes mellitus tipo 2. Arch Med. 2014; 10(2):1–18.

40. Carrillo-Larco RM, Bernabé-Ortiz A. Type 2 diabetes mellitus in Peru: a systematicreview of prevalence and incidence in the general population. Rev Peru Med Exp Salud Pública. 2019; 36(1):26–36.

41. American Diabetes Association Professional PracticeCommittee. Standards of medical care in diabetes—2022. Diabetes Care. 2022;45(suppl 1):1–16.7

42. Ministerio de Sanidad y Consumo. Ministerio de Sanidad y Servicios Sociales. Guia de práctica clínica sobre Diabetes Mellitus tipo 2. Serv Cent Comun del Gob Vasco [Internet]. 2017 [Citado 2024 my 26]; 1–181. Disponible en: https://portal.guiasalud.es/wpcontent/uploads/2018/12/GPC_429_Diabetes_2_Osteba_compl.pd

43. Asociación Americana de Diabetes (ADA). Guía de diabetes tipo 2 para clínicos. Redgdps [Internet]. 2022 [citado 2024 my 26]:264. Disponible en: https://www.redgdps.org/gestor/upload/colecciones/Guia DM2_web.pdf

44. Meza C, San Martín C, Ruiz J, Frugone C. Pathophysiology of diabeticnephropathy: a literaturereview [Fisiopatología de la nefropatía diabética: una revisión de la literatura]. Medwave [Internet]. 2017[citado 2024 my 26]; 17(1):e6839. Disponible en: http://dx.doi.org/10.5867/medwave.2017.01.6839

45. Bustillo-Solano EE, Bustillo-Madrigal EE, Pérez-Francisco Y, Pérez-Sosa R, Brito-García Á, González-Iglesia Á, et al. Prevalencia de la diabetes mellitus y de la glucemia alterada en ayunas en un área de la ciudad de Sancti Spíritus. Rev Cubana Endocrinol [Internet]. 2013 Ag [citado 2024 my 29]; 24(2): 107-124. Disponible en: http://scielo.sld.cu/scielo.php?script=sci_arttext&pid=S1561-29532013000200002&lng=es.

46. Aravinda J. Riskfactors in patientswithtype 2 diabetes in Bengaluru: A retrospectivestudy. World J Diabetes [Internet] 2019[citado 2024 my 26]; 10(4), 241-248.Disponible en: https://doi.org/10.4239/wjd.v10.i4.241

47. Bohórquez-Moreno C, Barreto-Vasquez M, Muvd-iMuvdi YP, Rodríguez-Sanjuán A, Badillo-Viloria M A, Martínez de la Rosa WÁ, et al. Factores modificables y riesgo de diabetes mellitus tipo 2 en adultos jóvenes: un estudio transversal. Cienc. Enferm [Internet]. 2020 [citado 2024 my 26]; 26: 14. Disponible en: https://doi.org/10.29393/ce26-7fmcb70007.

48. Carpio-Troya AC, Camacho-Ullauri ZP, Maldonado-Rengel RE. Diabetes mellitus y nefropatía diabética. cietna [Internet]. 29 de julio de 2023 [citado 2024 abr 3]; 10(1):120 -137. Disponible en: https://revistas.usat.edu.pe/index.php/cietna/article/view/899

49. Sánchez J, Sánchez N. Epidemiología de la diabetes mellitus tipo 2 y sus complicaciones. Rev Finlay [Internet]. 2022 Jun [citado 2024 abr 19]; 12(2):168-176. Disponible en: http://scielo.sld.cu/scielo.php?script=sci_arttext&pid=S2221-24342022000200168&lng=es

50. Castillo HF, Morocho MC, Naranjo GJ. Riesgo de Diabetes Mellitus tipo 2 en el personal de salud del Hospital Alfredo Noboa Montenegro. Guaranda-Ecuador. Revista Eugenio Espejo [Internet] 2019 [citado 2024 my 29; 13(2): 42–52. Disponible en: https://eugenioespejo.unach.edu.ec/index.php/EE/article/view/148

51. Khan, M. A., Hashim, M. J., King, J. K., Govender, R. D., Mustafa, H., &Kaabi, J. A. (2020). Epidemiología de la diabetes tipo 2: carga global de morbilidad y tendencias previstas. J EpidemiolGlob Salud, 100(1).

52. American Diabetes Association. ADA. Estandares de cuidados en la diabetes. Guía ADA, 2023. Diabetes Care [Internet] 2023 [citado 2024 my29]; 46 (supl. 1). Disponible en: https://mariamontanavivas.wordpress.com/2022/12/14/estandares-de-cuidados-en-la-diabetes-guia-ada-2023-gratuita/

53. Serna LM, Pineda N, Garcia AM, Aguirre M, Alfaro JM, Balthazar V, et al. Nefropatía diabética. MEDICINA UPB [Internet]. 2009 [citado 2023 Jan 28]; 28(1): 42–53. Disponible en: https://bibliotecadigital.udea.edu.co/dspace/bitstream/10495/26229/1/HiguitaLina_2009_NefropatiasdiabeticasDiabetesMellitus.pdf

54. Sánchez B, Vega V, Gómez N, Vilema G. Estudio de casos y controles sobre factores de riesgo de diabetes mellitus tipo 2 en adultos mayores. Revista Universidad y Sociedad [Internet]. 2020 [citado 2024 my 29]; 12(4):

156-164. Disponible en: http://scielo.sld.cu/scielo.php?script=sci_arttext&pid=S2218-36202020000400156&lng=es&tlng=es

55. Leiva A, Martínez M, Petermann F, Garrido A, Poblete F, Díaz X, et al. Factores asociados al desarrollo de diabetes mellitus tipo 2 en Chile. Nutr Hosp [Internet]. 2018 abr [citado 2024 my 29]; 35(2): 400-407. Disponible en: http://scielo.isciii.es/scielo.php?script=sci_arttext&pid=S0212-16112018000200400&lng=es. https://dx.doi.org/10.20960/nh.1434 .

56. Cipriani E, Quintanilla A. Diabetes mellitus tipo 2 y resistencia a la insulina. Rev Méd Hered [Internet]. 2010 [citado 2024 my 29]; 21(3): 160–71. Disponible en: http://www.scielo.org.pe/scielo.php?script=sci_arttext&pid=S1018-130X2010000300008

57. Albaro F, Martínez A, Górriz L. Trascendencia de la determinación precoz de microalbuminuria en el riesgo vascular global y nefropatía diabética. Nefrologia [Internet] 2005 [citado 2024 my 29]; 25 supl.4). Disponible en: file:///C:/Users/HP/Downloads/X0211699505031341.pdf.

58. González-Fajardo I, Borrego-Carmona C, Morera-Rojas BP, Díaz-Padilla D. Prevalencia de microalbuminuria en niños obesos e hipertensos y su relación con factores de riesgo cardiovascular. Rev Ciencias Médicas [Internet]. 2015 ag [citado 2023 my 29]; 19(4): 604-618. Disponible en: http://scielo.sld.cu/scielo.php?script=sci_arttext&pid=S1561-

59. Ortega-Filártiga EA, Prevalencia y características clínicas de la nefropatía diabética. Rev Nac (Itaugua) [Internet]. 2013 [citado 2024 my 29];5(1):18–27. Disponible en: http://scielo.iics.una.py/scielo.php?script=sci_arttext&pid=S2072-817420130001000

60. Viberti GC, Jarrett RJ, Mahmud U, Hill RD, Argyropoulos A, Keen H. Microalbuminuria como predictor de nefropatía clínica en la diabetes mellitus insulinodependiente. Lanceta [Internet]. 1982 [citado 2024 my 29];

319(8287):1430–2. Disponible en: https://www.sciencedirect.com/science/article/pii/S0140673682924503

61. Vergara-Arana A, Martínez-Castelao A, Górriz-Teruel JL, Álvaro-Moreno F de, Navarro-González JF, Soler-Romeo MJ. Enfermedad Diabética Renal: Albuminuria y Progresión. Nefrología al Día [Internet]. 2020 [citado 2024 my 29]: [aprox. 8p.]. Disponible en: https://www.nefrologiaaldia.org/esarticulo-enfermedad-diabetica-renal-albuminuria-progresion-292

62. Jiménez A, Aguilar C, Rojas R, Hernández M. Diabetes mellitus tipo 2 y frecuencia de acciones para su prevención y control. Salud Públ Méx[Internet]. 2013 [citado 2024 my 29]; 55: S137–43. Disponible en: https://www.scielo.org.mx/scielo.php?script=sci_arttext&pid=S0036-36342013000800010

63. Prada S, Marrugo M, Arcia L, Vega G, Ricardo L, Ballesteros E, et al. Enfermedad renal diabética: estado del arte. Archivos de Medicina. 2022; 18(6):1. Disponible en: https://dialnet.unirioja.es/servlet/articulo?codigo=8540250

64. Villena A. Factores de riesgo de Nefropatía Diabética. Acta Med Perú [Internet]. 2021 [Consultado 2024 my 29]; 38(4). Disponible en: http://dx.doi.org/10.35663/amp.2021.384.2256.

65. Perez CR y Mallma YM. Estilo de vida en adultos mayores con diabetes mellitus tipo II en un conjunto habitacional en Lima. Ágora [Internet]. 2021 [citado 2024 my 29]; 8(2): 20-6. Disponible en: https://www.revistaagora.com/index.php/cieUMA/article/ view/189

66. Vázquez A, Cervantes T, Solís E, Franco G, Valencia E, Centeno S, et al. Estrategias de autocuidado en pacientes con diabetes mellitus tipo 2. Rev Esp Méd Quir [Internet]. 2012 [citado 2024 my 29]; 17(2): 94–9. Disponible en: https://www.medigraphic.com/cgi-bin/new/resumen.cgi?IDARTICULO=35156

67. Serra M. Actualización en medicamentos antidiabéticos y riesgo cardiovascular. Rev Urug Cardiol [Internet]. 2016 dic [citado 2024 my 19];

31(3): 522-546. Disponible en: http://www.scielo.edu.uy/scielo.php?script=sci_arttext&pid=S1688-04202016000300014&lng=es

68. Criterios para la utilización de antidiabéticos no insulínicos en pacientes con Diabetes Mellitus Tipo 2. Madrid: Comunidad de Madrid, Servicio Madrileño de Salud, Consejería de Sanidad; febr 2020 [citado 2024 my 29]. 86 p. Criterios: n 10). Disponible en: http://www.madrid.org/bvirtual/BVCM050241.pdf

69. Cruz R, Fuentes O, Gutiérrez O, Garay R, Águila O. Nefropatía diabética en pacientes diabéticos tipo 2. Rev Cubana Med. 2011; 50(1): 29-39.

70. Villena Pacheco Arturo. Factores de riesgo de Nefropatía Diabética. Acta méd. Peru [Internet]. 2021 Oct [citado 2024 Jun 05] ; 38(4): 283-294. Disponible en: http://www.scielo.org.pe/scielo.php?script=sci_arttext&pid=S1728-59172021000400283&lng=es. Epub 04-Feb-2022. http://dx.doi.org/10.35663/amp.2021.384.2256

71. Yamazaki T, Mimura I, Tanaka T, Nangaku M. Treatment of Diabetic Kidney disease: current and future [Tratamiento de la Enfermedad Renal Diabética: Actual y Futuro]. Diabetes Metab J [internet] 2021[citado 2024 my 29]; 45(1): 11–26. Disponible en: https://pubmed.ncbi.nlm.nih.gov/33508907/

72. GBD Chronic Kidney Disease Collaboration. Global, regional, and nationalburden of chronickidneydisease, 1990-2017; a systematic análisis forthe global burden of diseasestudy 2017. Lancet [Internet] 2020 [citado 2024 my 29]; 395: 709-33. Disponible en: https://www.thelancet.com/journals/lancet/issue/vol395no10225/PIIS0140-6736(20)X0009-2

73. Calle A, Criollo L, Salinas S, Tello J, Altamirano C, Bermeo M. Factores de riesgo de nefropatía diabética en adultos: actualización de la bibliografía. Archivos Venezolanos de Farmacología y Terapéutica [Internet] 2022 [citado 2024 my 29]; 41(3): 172-184. Disponible en:

https://www.revistaavft.com/images/revistas/2022/avft_3_2022/4_factores_riesgo_nefropatia.pdf

74. Toala Y, León M, Pin Á. Prevalencia de diabetes mellitus tipo 2 y sus factores de riesgo en adultos de Latinoamérica. MQR Investigar [Internet] 2023 [citado 2024 my 29]; 7(1), 742-763. Disponible en: https://doi.org/10.56048/MQR20225.7.1.2023.742-763

75. Fuentes-de-la-Rosa Y, Díaz-Cabrera J, Díaz-Calzada M, Rodríguez-Sardiñas L, Pérez-Alvarez Y. Caracterización del Síndrome metabólico en diabéticos tipo 2 atendidos en el Centro Provincial de Pinar del Río. Rev Ciencias Médicas de Pinar del Río [Internet]. 2023 [citado 2024 my 29]; 27: [aprox. 5 p.]. Disponible en: https://revcmpinar.sld.cu/index.php/publicaciones/article/view/5861

76. Sánchez-Álvarez GA, Betancourt-Reyes GL, Betancourt-Betancourt G de J. Caracterización clínico-epidemiológica de pacientes con diabetes mellitus tipo 2 y microalbuminuria. Rev Med Electron [Internet] 2023[citado 2024 my 29]. Disponible en: https://revmedicaelectronica.sld.cu/index.php/rme/article/view/5045

77. Russo-María P, Grande-Ratti MF, Burgos MA, Molaro AA., Bonella MB. Prevalencia de diabetes, características epidemiológicas y complicaciones vasculares. Arch Cardiol Méx [Internet]. 2023 mzo [citado 2024 my 12]; 93(1): 30-36. Disponible en: http://www.scielo.org.mx/scielo.php?script=sci_arttext&pid=S1405-99402023000100030&lng=es. Epub 24-Feb-2023. https://doi.org/10.24875/acm.21000410.

78. International Diabetes Federation. Atlas de la Diabetes de la FID. 9ed. 2019 [Internet]. International Diabetes Federation;2019 [citado 2024 my 29]. Disponible en: https://www.diabetesatlas.org/upload/resources/material/20200302_133352_2406-IDF-ATLAS-SPAN-BOOK.pdf

79. Ávila-González Z, López-Peña Y. Abordando la diabetes mellitus: estrategias de prevención desde la evidencia científica actual. LATAM [Internet]. 24 de noviembre de 2023 [citado 2024 my 12];4(5):1189–1202. Disponible en: http://latam.redilat.org/index.php/lt/article/view/1387

80. Peñafiel-Cruz GK, Villa-Mejía JA, Barcia-Menéndez R. Prevalencia y morbilidad de diabetes mellitus tipo 2 en adultos mayores en Latinoamérica. MQRInvestigar [Internet]. 2023 en 18 [citado 2024 my 12];7(1):248-6. Disponible en: https://www.investigarmqr.com/ojs/index.php/mqr/article/view/165

81. Téllez-Ramos CM, Florian DA, Reyes-Garay N. Factores asociados a enfermedad renal crónica en el hospital Carlos Roberto Huembes. Rev Torreon Universitario [Internet]. 2023 [citado 2024 my 12];12(35):93-100. Disponible en: https://revistasnicaragua.cnu.edu.ni/index.php/torreon/article/view/8269

82. Hernández-Zambrano SM, Carrillo-Algarra AJ, Linares-Rodríguez LV, Martínez-Ruiz AL, Núñez-Yaguna MF. Caracterización sociodemográfica y clínica de pacientes con enfermedad renal crónica en condición de pluripatología y sus cuidadores. Enferm Nefrol [Internet]. 2021 [citado 2023 oct. 24];24(1):[aprox. 12 pantallas]. Disponible en: https://scielo.isciii.es/pdf/enefro/v24n1/2255-3517- enefro-24-01-06.pdf

83. Mederos-Borroto Y, Tiza-Pérez Y, Pérez-Valencia B. Intervención educativa para modificar niveles de conocimientos sobre enfermedad renal crónica en pacientes diabéticos. Medicent Electrón [Internet] 2024 [citado 2024 my 29]; 28: e4129. Disponible en: https://medicentro.sld.cu/index.php/medicentro/article/view/4129/3335

84. Mohammedi K, Chalmers J, Herrington W, Li Q, Mancia G, Marre M, et al. Associations between bodymassindex andtherisk of renal events in patients with type 2 diabetes. Nutr Diabetes [Internet] 2018 [Cotado 2024 my 29]; 8:7. Disponible en: DOI 10.1038/s41387-017-0012

85. Jitraknatee J, Ruengorn C, Nochaiwong S. Prevalence and risk factors of chronic kidney diseaseamong type 2 diabetes patients: a cross-sectionalstudy in primarycarepractice. Sci Rep. 2020 Apr 10; 10(1):6205. doi: 10.1038/s41598-020-63443-4. PMID: 32277150; PMCID: PMC7148316.

86. Polanco N, Rodríguez F. Resultados de un programa de detección temprana de nefropatía diabética. Med Interna Méx [Internet]. 2019 [citado 2024 my 29]; 35(2): 198–207. Disponible en: http://www.scielo.org.mx/scielo.php?script=sci_arttext&pid=S0186-48662019000200198

87. Gheith O, Farouk N, Nampoory N, Halim MA, Al-Otaibi T. Diabetic kidney disease: world wide difference of prevalence and riskf actors. J Nephropharmacol [Internet] 2016 [citado 2024 my29]; 5(1): p. 49-56. Disponible en: https://www.ncbi.nlm.nih.gov/pmc/articles/PMC5297507/pdf/npj-5-49.pdf

88. Radcliffe NJ, Seah J, Clarke M, MacIsaac RJ, Jerums G &Ekinci EI. Clinical predictive factors in diabetic kidney disease progression. J Diabetes Investig [Internet] 2017 [citado 2024 my 29]; 8: p. 6-18. Disponible en: https://pubmed.ncbi.nlm.nih.gov/27181363/

89. Zuo PY, Chen XL, Liu YW, Zhang R, He XX, Liu CY. Non-HDL-cholesterolto HDL-cholesterol ratio as anindependentrisk factor forthedevelopment of chronickidneydisease. Nutr Metab Cardiovasc Dis[Internet] 2015 [Citado 2024 my 29]; 25 (6): 582-7. Disponible en: https://doi.org/10.1016/j.numecd.2015.03.003

90. Alemán G, Gómez I, Reques L, Rosado J, Polentinos E, Rodríguez R. Prevalencia y riesgo de progresión de enfermedad renal crónica en pacientes diabéticos e hipertensos seguidos en atención primaria en la Comunidad de Madrid. Nefrología [Internet] 2017[citado 2024 my 29] ; 37 (3): 338-54. Disponible en: https://scielo.isciii.es/pdf/nefrologia/v37n3/0211-6995-nefrologia-37-03-00343.pdf

91. López-Simarro F. Prevención de la enfermedad renal crónica en personas con diabetes mellitus. Diabetes Práctica [Internet] 2023 [: 1(Supl Extr 2):1-50. https://doi.org/10.52102/diabetpract.renal.art6

92. Tziomalos K, Athyros VG. Diabetic nephropathy: new risk factors and improvements in diagnosis. Rev Diabetic Studies [Internet] 2015 [citado 2024 my 29]; 12(1-2). 67. Disponible en: https://pubmed.ncbi.nlm.nih.gov/26676664/

93. Kajiwara A, Kita A, Saruwatari J, Hiroko M, Kawata Y, Morita K, et al. Sex differences in the renal function decline of patientswithtype 2 diabetes. J Diabetes Res [Internet] 2016 [Citado 2024 my 29]:4626382. Disponible en: https://doi.org/10.1155/2016/4626382.

94. Wagner F, Eshetie S, Kibret GD, Zegeye A, Dessie G, Mulugeta H, et al. Diabetic nephropathy and hypertension in diabetes patients of sub-Saharancountries: a systematicreview and meta-analysis. BMC Res Notes [Internet]2018[citado 2024 my 29]; 11:565. Disponible en: https://doi.org/10.1186/s13104-018-3670-5

95. Garofalo C, Borrelli S, Minutolo R, Chiodini P, De Nicola L, Conte G. A systematicreview and meta-analysissuggestsobesitypredictsonset of chronickidneydisease in the general population. Kidney Int.[Internet] 2017[citado 2024 my 29] ; 91 (5): 1224-35. Disponible en: https://doi: 10.1016/j.kint.2016.12.013. Epub 2017 Feb 7. PMID: 28187985.

96. DurrerSchutz D, Busetto L, Dicker D. EuropeanPractical and Patient-CentredGuidelinesforAdultObesity Management in PrimaryCare. ObesFacts. 2019; 12 (1): 40-66. Disponible en: https://doi.org/10.1159/000496183

97. Xia J, Wang L, Ma Z, Zhong L, Wang Y, Gao Y, et al. Cigarette smoking and chronickidneydisease in the general population: a systematicreview and meta-analysis of prospectivecohortstudies. Nephrol Dial Transplant. [Internet] 2017 Mar 1 [citado 2024 my 29];32(3):475-487. Disponible en: https://doi: 10.1093/ndt/gfw452.

98. Yuan HC, Yu QT, Bai H, Xu HZ, Gu P, Chen LY. Alcohol intake and therisk of chronickidneydisease: resultsfrom a systematicreview and dose-response meta-analysis. Eur J ClinNutr [Internet] 2021 Nov [citado 2024 my 29]; 75(11):1555-1567. Disponible en: https://doi: 10.1038/s41430-021-00873-x

99. Kruzel-Dávila E, Wasser WG, Aviram S, Skorecki K. APOL1 nephropathy: frome gene tomechanisms of kidneyinjury. Nephrol Dial Transplant.[Internet] 2016 [citado 2023 my 29]; 31: p. 349. Disponible en: https://doi: 10.1093/ndt/gfu391. Epub 2015 Jan 5. PMID: 25561578.

100. Liao LN, Li TCh, Li Ch, LiuChS, Lin WY, LinChH, et al. Geneticrisk score forriskprediction of diabeticnephropathy in Han Chinesetype 2 diabetes patients. Scientific Reports [Internet] 2019 [citado 2024 my 29]; 9:19897. Disponible en: https://doi: 10.1038/s41598-019-56400-3. PMID: 31882689; PMCID: PMC6934611.

101. HungChCH, Lin HYS, Hwang DY, KuoICh, Chiu YW, Lim LM, et al. Diabetic retinopathy and clinical parameters favoring the presence of diabetic nephropathy could predict renal outcome in patients with diabetic kidney disease. Sci Rep. 2017 Apr 21;7(1):1236. Disponible en: https://doi: 10.1038/s41598-017-01204-6. PMID: 28432319; PMCID: PMC5430840

102. Liang S, Zhang XG, Cai GY, Zhu HY, Zhou JH, Wu J, et al. Identifying parametersto distinguish non-diabetic renal diseases from diabetic nephropathy in patients withtype 2 diabetes mellitus: a meta-analysis. PLoS ONE [Internet] 2013 [citado 2024 my 29]; 8(5): e64184. Disponible en: https://doi: 10.1371/journal. pone.0064184.

103. Landrove-Rodríguez O, Morejón-Giraldoni A, Venero-Fernández S, Suárez-Medina R, Almaguer-López M, Pallarols-Mariño E, et al. Non communicable diseases: risk factors and actions fortheir prevention and control in Cuba. Rev Panam Salud Publica [Internet] 2018 Apr [citado 2024 my 29] 24; 42:e23. Disponible en: https://doi: 10.26633/RPSP.2018.23. PMID: 31093052; PMCID: PMC6386105

104. Herrera Valdés R, Almaguer López M, Chipi Cabrera JA, Pérez-Oliva Díaz JF, Landrove Rodríguez O, Mármol Sóñora A. Prevalence and incidence of chronic kidney disease in Cuba. Clin Nephrol. 2020 Supplement-Jan; 93(1):68-71. https://doi: 10.5414/CNP92S111. PMID: 31549629.

105. Mazzucco G, Bertani T, Fortunato M et al. Differentpatterns of renal damage in type 2 diabetes mellitus: a multicentricstudyon 393 biopsies. Am J Kidney Dis. 2002 Apr;39(4):713-20 Disponible en : https://doi.org/10.1053/ajkd.2002.31988

106. Garces S, Dayly Y. Intervención educativa de enfermería para mejorar el conocimiento de adherencia al tratamiento en pacientes con enfermedad renal crónica del Hospital Daniel Alcides Carrión [tesis de grado]. [Lima, Perú]: Universidad César Vallejo; 2019. [citado 2024 my 29]. Disponible en: https://repositorio.ucv.edu.pe/handle/20.500.12692/39945

107. Burgos-Jiménez E, Meléndez-Balderrama MA., Meza-Coronado E, Agramón-Cota KG, Pereyra-Hernández MC, Martínez-Menchaca NL. Impacto de una intervención dirigida a incrementar el conocimiento de la enfermedad renal sobre el inicio oportuno de la terapia sustitutiva. Rev Soc Esp Enferm Nefrol [Internet]. 2011 [citado 2024 my 24];4(4):[aprox. 6 pantallas]. Disponible en: https://scielo.isciii.es/pdf/nefro/v14n4/05_original4.pdf

108. Robalino-Rivadeneira ME, Urdaneta-Carruyo GM, Chilquina-Cabay RJ, Paca-Pilco EA, Chimbo-Bayas WG, Rea-Manobanda MÁ. Nivel de conocimiento sobre enfermedad renal crónica en pacientes, familiares y personal de enfermería. Rev Cubana Reumatol [Internet]. 2021 [citado 2024 my 24];23(3):[aprox. 14 pantallas]. Disponible en: http://scielo.sld.cu/pdf/rcur/v23n3/1817-5996-rcur-23-03- e233.pdf

109. Valverde-Chocho LE, Zari-Alvarez MA. Conocimientos, actitudes y prácticas sobre el autocuidado de pacientes sometidos a tratamiento sustitutivo de la función renal del centro DialiLife, Cuenca 2016 [tesis de

grado]. [Cuenca– Ecuador]: Universidad de Cuenca; 2016[citado 2024 my 29]. Disponible en: http://dspace.ucuenca.edu.ec/handle/123456789/25647

110. Góngora-Gómez O, Riverón-Carralero W, Saavedra-Muñoz L, Bauta-Milord R, Gómez-Vázquez Y. Intervención educativa sobre insuficiencia renal crónica en pacientes con diabetes mellitus tipo 2. Univ Méd Pinareña [Internet]. 2019 [citado 2024 my 29]; 15(2):[aprox. 9 p.]. Disponible en: https://revgaleno.sld.cu/index.php/ump/article/view/339/pdf

111. Huaman-Carhuas L, Gutiérrez-Crespo HF. Impacto de la intervención de enfermería en el autocuidado de pacientes con enfermedad renal crónica avanzada. Enferm Nefrol [Internet]. 2021 mzo[citado 2024 my 29]];24(1):[aprox. 9 p.]. Disponible en: http://scielo.isciii.es/scielo.php?script=sci_arttext&pid=S2254-28842021000100007&lng=es

112. Vera-Brand J, Aroca-Martínez G, Fonseca-Angulo R, Rodríguez-Vera D. Nivel de conocimiento de los pacientes con enfermedad Renal Crónica a cerca de su enfermedad en Barranquilla Colombia. Rev Latinoam Hipertens [Internet]. 2019 [citado 2024 my 29]; 14(2):[aprox. 7 p.]. Disponible en: https://www.redalyc.org/journal/1702/170263775002/html/

113. López-Catá FJ, Matos-Santisteban M, Inclán-Rodríguez D, Escobar-Paz I, Valdés-Miranda V. Intervención educativa en adultos mayores sobre la enfermedad renal crónica. Univ Méd Pinareña [Internet]. 2020[citado 2024 my 29]; 17(1):[aprox. 10 p.]. Disponible en: https://revgaleno.sld.cu/index.php/ump/article/view/488/pd

114. Duzalan OB, Pakyuz SC. Educational interventions forim proveddiet and fluid management in haemodialysis patients. An interventional study. J Pak Med Assoc[Internet] 2018 Apr[citado 2024 my 29];68(4):532-537. Disponible en: https://pubmed.ncbi.nlm.nih.gov/29808040/PMID: 29808040.

115. Dos Santos KK, Lucas TC, Glória JCR, do Carmo-Pereira A, Júnior GDCR, Lara MO. Epidemiological profile of chronic renal patients in treatment. Journal of Nursing UFPE / Revista de Enfermagem UFPE

[Internet] 2018 [citado 2024 my 29]; 12(9). Disponible en: https://doi.org/10.5205/1981-8963-v12i9a234508p2293-2300-2018

116. Sánchez-González JC, Martínez-Martínez C, Bethencourt-Fernández D, Pablos-López M. Valoración de los conocimientos que tienen los pacientes en hemodiálisis acerca de su tratamiento. Enferm Nefrol [Internet]. 2015mzo [citado 2024 my 29]; 18(1): 23-30. Disponible en: http://scielo.isciii.es/scielo.php?script=sci_arttext&pid=S2254-28842015000100004&lng=es https://dx.doi.org/10.4321/S2254-28842015000100004.

Anexo 1.Consentimiento informado

Yo: ____ doy constancia de que fui informado sobre:

Que se trata de una investigación para mejorar el nivel de información de los pacientes diabéticos tipo 2 para prevenir la enfermedad renal crónica.

Que mi participación no me ocasionará riesgos.

Que la investigación me reporta beneficios y propiciará alcanzar la visión del futuro para la prevención de la enfermedad renal crónica.

Que me puedo retirar cuando deseo sin que esto determine ningún tipo de represalia hacia mi persona.

Que debo responder interrogantes sobre temas personales y las actividades planificadas, y me garantizan que será totalmente confidencial.

Conforme con todo lo anterior, confirmo mi voluntariedad de participar en la investigación:

____________________ ____________________

Participante Investigador

Anexo 2. Formulario de datos de la revisión de historias clínicas individuales y fichas familiares.

1. Edad. _______________.
2. Sexo. Femenino ______ Masculino _______
3. Escolaridad.

_____ Primaria

_____ Secundaria

_____ Preuniversitario

_____ Técnico medio

_____ Universitario

4. Índice de masa corporal:

_____ Bajo peso. Menos de 18.5.

_____ Normopeso: (de 18.5-24.9)

_____ Sobrepeso. (de 25.0-29.9)

_____ Obesidad (Mayor o igual a 30)

5. Tiempo de evolución de la DM desde su diagnóstico.

_____ De 5 años o menos.

_____ De 6 a 10 años

_____ Mayor de 10 años.

6. Factores de riesgo de ERC.

_____ Hipertensión arterial

_____ Dislipemia

_____ Cardiopatía isquémica

_____ Obesidad

_____ Hábito de fumar

_____ Consumo de bebidas alcohólicas

_____ Consumo de medicamentos nefrotóxicos

_____ Antecedentes familiares de enfermedad renal

_____ Otros ____

Anexo 3: Guía de observación de la albuminuria como marcador temprano de daño renal.

Objetivo: Identificar si existe albuminuria en los pacientes con DM tipo 2 que participan el estudio.

Medios de observación: guía de observación.
Condiciones de observación directa de los resultados por parte del investigador.

Marcar una cruz (X) en la casillas Negativa o Positiva correspondientes a la presencia o no, de microalbuminuria en los pacientes diabéticos tipo 2.

Marcador de daño renal	Resultados	
	Negativa (menor de 20 mg/l)	Positiva (entre 20-200 mg/)l
Albuminuria		

Anexo 4. Cuestionario diagnóstico y evaluativo.

1. Edad. ________
2. Sexo: F _____ M _____
3. ¿Considera usted que la diabetes mellitus (DM) puede ser causante de la enfermedad renal crónica (ERC)?

   Sí _____ No _____

4. A continuación enumeramos varios factores de riesgo ¿Cuáles usted considera pueden causar ERC? Marque con una (x) los que usted considere correctos.

a _____ Hipertensión arterial

b _____ Dislipemia

c _____ Ingerir alimentos muy condimentados.

d _____ Obesidad

e _____ Práctica de ejercicios físicos

f _____ Hábito de fumar

g _____ Consumo de bebidas alcohólicas

h _____ Beber abundante agua.

i _____ Antecedentes familiares de enfermedad renal

j _____ Otros ¿Cuáles? ______________________________

5. Teniendo en consideración las principales manifestaciones clínicas de la ERC diga 4 síntomas que usted conoce.

____

____

____

____

6. ¿Qué complicaciones pueden tener los pacientes que sufran de ERC? Marque con una (x) lo que usted crea correcto.

a _____ Hipertensión arterial

b _____ Gastritis aguda

c _____ Desnutrición

d _____ Anemia

e _____ Artritis

f _____ Muerte

g _____ Acidosis metabólica

h _____ Neumonía

i _____ Enfermedad cardiovascular

j _____ Otros ¿Cuáles? ___________________________________

7. ¿Considera usted que con su actuar pudiera prevenir la ERC?

Sí _____ No _____

8. Mencione 4 medidas que pudiera adoptar para prevenir la ERC

____

____

____

____

<u>Anexo 5</u>. Instructivo para evaluar el cuestionario del Anexo 4

El cuestionario constará de 8 preguntas, de las cuales no recibirán calificaciones las preguntas 1 y 2 debido a que estas preguntas no miden conocimientos sobre el tema en la muestra a estudiar. Las preguntas 3 y 7 tienen un valor de 10 puntos y el resto de las preguntas de 20 puntos, lo que sumaría un total de 100 puntos y serán evaluadas de la siguiente forma:

Pregunta 3: Costa de dos posibles respuestas. Si responde **Sí**, se le dan 10 puntos. Si responde **No,** no obtiene puntuación.

Pregunta 4: Consta de 10 incisos y cada uno tendrá un valor de 2 puntos. Incisos correctos: a, b, d, e, f, g, h, i. En el caso del inciso j se valora si la respuesta es correcta.

Pregunta 5: Cada una de las respuestas tendrá un valor de 5 puntos.

Pregunta 6: Consta de 10 incisos y cada uno tendrá un valor de 2 puntos. Incisos correctos: a, c, d, f, g, i. En el caso del inciso j se valora si la respuesta es correcta.

Pregunta 7: Costa de dos posibles respuestas. Si responde **Sí**, se le dan 10 puntos. Si responde **No,** no obtiene puntuación

Pregunta 8: Se solicitan 4 medidas. Cada una de ellas tendrá un valor de 5 puntos.

Anexo 6. Guía para el Grupo focal:

Se está realizando una tesis sobre un programa educativo para prevenir la ERC en los pacientes diabéticos tipo 2 de los consultorios médicos de la familia 47 y 48 del policlínico XX Aniversario, del municipio Santa Clara, provincia Villa Clara. Será de gran valor conocer sus criterios con relación a los temas que se le presentan a continuación. Se necesita de su colaboración para adquirir información sobre los siguientes aspectos relacionados con el tema:

- Identificación de las necesidades relacionadas con el nivel de información para prevenir la ERC en los pacientes diabéticos tipo 2.
- Promoción de salud sobre la E.
- Repercusión del nivel de información sobre la ERC en la prevención de la misma en los pacientes diabéticos tipo 2.

Lugar: --

Hora: ---

Duración de 60 minutos como máximo.

Tema Central: El nivel de información para prevenir la enfermedad renal crónica (ERC) en los pacientes diabéticos tipo 2.

Objetivo: Recopilar criterios de varios especialistas que conforman el grupo focal con relación a los temas de interés para la investigación, a fin de crear un producto que sea comprensible, con un contenido apropiado sobre el nivel de información para prevenir prevenir la ERC en los pacientes diabéticos tipo 2.

Interrogantes:

- Para que los pacientes diabéticos tipo 2 objetos de estudio tengan una base sólida sobre la información para prevenir la ERC ¿qué aspectos cree usted que no deberían faltar para la prevención de esta enfermedad?
- ¿Cuáles pudieran ser las causas de que los pacientes diabéticos tipo 2 tengan poco nivel de información sobre la ERC y no sepan aplicar esa información para la prevención de la misma?

- ¿Qué sugiere usted para mejorar el nivel de información sobre la ERC en los pacientes diabéticos tipo 2.
- ¿Cuáles usted considera que sean los principales temas que deben conocer los pacientes diabéticos tipo 2 con respecto a la ERC?
- ¿Cómo considera usted que es más factible brindarles esta información?
- Mencione los principales contenidos que usted considera deben impartirse en un programa educativo, considerando el grupo de pacientes al cual van dirigidas.

Anexo 7. Guía para el Grupo Nominal:

Tema: Relacionado con el diseño del programa educativo para prevenir la enfermedad renal crónica (ERC) en los pacientes diabéticos tipo 2 de los consultorios médicos de la familia 47 y 48 del policlínico XX Aniversario, del municipio Santa Clara, provincia Villa Clara.

Objetivo: Desarrollar el diseño de un programa educativo relacionado con acciones oportunas sobre el nivel de información para prevenir la enfermedad renal crónica (ERC) en los pacientes diabéticos tipo 2 de los consultorios médicos de la familia 47 y 48 del policlínico XX Aniversario, del municipio Santa Clara, provincia Villa Clara..

Lugar: ---

Hora: ---

Con una duración de 60 minutos como máximo.
Se plantea el tema a tratar. Se comienza con preguntas abiertas.

Mencione las principales dificultades que usted considere que existen con respecto a este tema en la muestra en estudio. Exprese sus opiniones al respecto.

Preguntas:

- ¿Qué acciones serían necesarias para modificar las necesidades encontradas?
- ¿Cuáles serían los temas de las actividades?
- ¿Conoce la forma de incrementar el nivel de información para prevenir la enfermedad renal crónica (ERC) en los pacientes diabéticos tipo 2.
- ¿Qué técnicas propone para impartir las acciones propuestas?
- ¿Podría un programa educativo ayudar a solucionar los problemas encontrados?
- ¿Existen las condiciones para el diseño y posterior aplicación de un programa educativo en esta muestra?
- ¿Qué características debe tener el programa educativo dirigido a este grupo de acuerdo a sus necesidades?

- Marque todas las opciones que considere sobre ¿en qué momento cree usted que podríamos contribuir a mejorar la información sobre el tema en los pacientes diabéticos tipo 2 objetos de estudio?

------ En el consultorio.

------ En el terreno (hogar)

------ A través de actividades educativas planificadas y coordinadas con el Equipo Básico de Salud, brindando información actualizada sobre el tema con imágenes y explicaciones para que los pacientes accedan a ella.

- Diga la opción a través de la cual cree que sea más efectivo que se les brinde la información a los pacientes diabéticos tipo 2 incluidos en el estudio. Marque hasta 4.

_____ Videos.

_____ Charlas.

_____ Software educativo.

_____ Radio.

_____ TV.

_____ Dramatizados.

_____ Juegos.

_____ Documentos.

_____ Conversatorio.

_____ Afiches y plegables

<u>Anexo 8</u>. Criterio de especialistas sobre el Programa educativo diseñado.

Para valorar el programa educativo diseñado, se aplica el método de valoración por criterios de especialistas, que califican como tales, mediante un proceso de muestreo intencional a informantes claves con reconocida experiencia como conocedores del tema y prestigio científico.

Se realiza un proceso de información para conformar la muestra de la siguiente forma:

- Un especialista de primer grado en Nefrología con más de 10 años de experiencia profesional, docente y profesor asistente.
- Un especialista de primer grado en Endocrinología con más de 10 años de experiencia profesional, docente y profesor asistente.
- Un especialista de primer grado en Medicina Interna con más de 10 años de experiencia profesional, docente y profesor asistente
- Un especialista de primer grado en Medicina General Integral, con más de 10 años de experiencia profesional y docente y profesores asistentes.
- Un especialista de segundo grado en Medicina General Integral con más de 30 años de experiencia profesional y docente.
- Un licenciado en Psicología con categoría docente de profesor instructor.
- Un Licenciado en Pedagogía con experiencia docente, con 25 años de experiencia

Se consideran como categorías evaluativas:

- <u>Aceptada:</u> Cuando del 86% al 100% de los especialistas consultados evaluaron los aspectos solicitados de 4 o 5 y ningún aspecto resultó evaluado por los especialistas con menos de 3.
- <u>Aceptada con recomendaciones:</u> Cuando entre el 70% y el 85% de los especialistas consultados evaluaron los aspectos solicitados de 4 o 5 y ningún aspecto resultó evaluado con menos de 3.
- <u>No aceptada:</u> Cuando los resultados no se ajustan a lo anteriormente definido.

Para realizar la valoración, los especialistas deberán llenar el cuadro a partir de indicaciones que se ofrecen y previa entrega del producto diseñado.
Se les explica que las categorías evaluativas se deben otorgar en orden ascendentes y se especifica que si es menor que 5 se expresa debajo de la tabla qué aspecto le conduce a tomar decisiones.

Definiciones operacionales que se otorga en la evaluación correspondiente a cada aspecto:
Estructura: Si la misma se ajusta a acciones para aumentar el nivel de conocimiento para prevenir la enfermedad renal crónica (ERC) en los pacientes diabéticos tipo 2.
Pertinencia: Si la forma en que están concebidas las acciones dan respuesta a las dificultades identificadas en el diagnóstico.
Utilidad: Si el producto que se diseñó responde a un problema identificado y pendiente de solución.
Factibilidad: Si las acciones pueden ser aplicada en la práctica.
Valor científico: Si los resultados que se obtienen obedecen a una búsqueda científica, ejecutada mediante un riguroso proceso investigativo.

No	**Aspectos a Evaluar**	**1**	**2**	**3**	**4**	**5**
1	Estructura					
2	Pertinencia					
3	Utilidad					
4	Factibilidad					
5	Valor científico					

Nota: Los rangos de valoración son 5(excelente), 4(bien), 3(regular), 2(Regular) 1(Mal)

Categoría Docente ____________________
Nivel Académico______________________

1. ¿Cómo considera usted las acciones del programa de intervención educativo?

____ Adecuada ____ No adecuada.

Se tienen en cuenta los aspectos siguientes:

- Objetivos que propone
- Selección de los aspectos que aborda
- Formas de organización de la información.
- Técnicas y procedimientos que se sugieren

2-¿Qué aspectos positivos y negativos observa usted en este programa?

____

____

____

____

3-Sugerencias y recomendaciones para enriquecer y perfeccionar esta metodología.

____

____

____

____

DATOS GENERALES DEL ENCUESTADO

Nombre y apellidos ____

Centro de trabajo ____

Cargos que ocupa ____

Años de experiencia en la vida laboral __________________________

Años de experiencia como especialista _________________________

Años de experiencia como investigador _________________________

Grado científico alcanzado____________________________________

¿Ha realizado investigaciones sobre este tema? Sí _____ No _____

Criterios a tener en cuenta para seleccionar la muestra:

- Profesores con categorías docentes principales.
- Estar vinculados a la especialidad de Medicina General Integral, Endocrinología, Nefrología, Medicina Interna y Psicología.
- Con categoría de máster y/o doctor en ciencias.

ANEXO 9: PROGRAMA EDUCATIVO

Título: Protegiendo mi salud

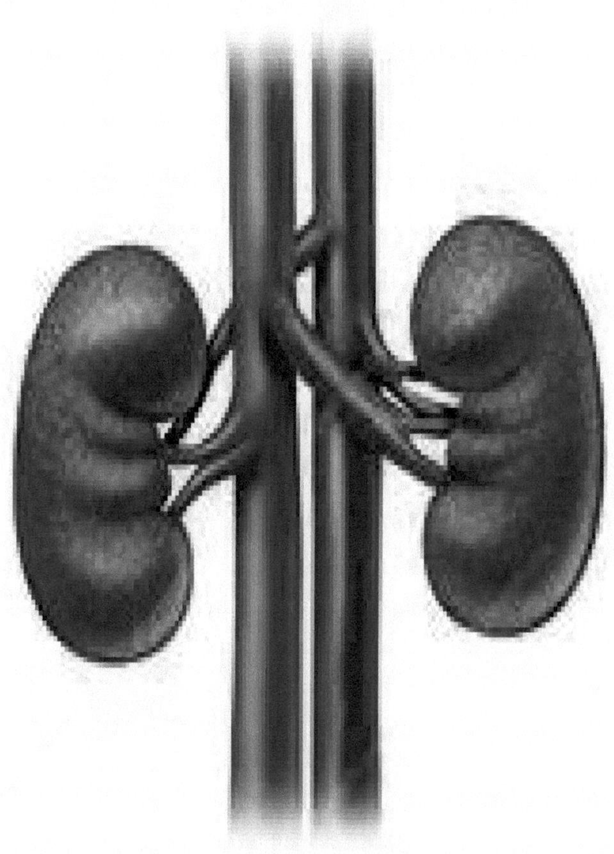

Título: Protegiendo mi salud

INTRODUCCION

La diabetes mellitus (DM) tipo 2 es una enfermedad crónica que representa un problema de salud pública tanto en países del primer mundo como en los subdesarrollados; genera un alto impacto social y económico que conduce a la disminución de la calidad de vida de los sujetos que la padecen, así como a la pérdida de años de vida productiva y de vida potencial a consecuencia de sus complicaciones. [1]

La enfermedad renal diabética (ERD)es una complicación microvascular que afecta aproximadamente al 35 % de los pacientes con diabetes mellitus tipo 2, frecuentemente progresa a enfermedad renal crónica (ERC) con necesidad de diálisis o trasplante renal y es una de las causas más importantes de mortalidad de los pacientes con DM tipo 2. [2]

El reconocimiento temprano de los factores de riesgo para la progresión de la ERC puede ser decisivo para disminuir la morbilidad y la mortalidad. Algunos de ellos no son modificables: antecedentes familiares, genética, sexo, edad al diagnóstico y duración de la DM. En cambio, otros sí lo son: control glucémico, de la presión arterial, mantener un perfil lipídico saludable, evitar o dejar de fumar, reducir el consumo de alcohol, practicar actividad física y seguir una dieta equilibrada. Como medida de prevención de la ERC, la Asociación Americana de Diabetes (ADA) recomienda evaluar al menos una vez al año la albuminuria. [3]

Es indispensable tener en cuenta que las creencias sobre salud y enfermedad, así como la perspectiva del paciente respecto a las mismas, influyen en el cumplimiento o no de las recomendaciones relacionadas con la conducta y el autocuidado. Se ha demostrado que mediante la educación del paciente se logra un control adecuado de la DM que le permite tener una vida prácticamente normal, tanto en calidad como en duración. [2,3]

FUNDAMENTACION

En correspondencia con este problema de salud, Cuba cuenta con un Programa Nacional de Diabetes, que tiene como objetivos:

- ✓ Disminuir los efectos de la DM sobre la población.
- ✓ Disminuir la morbilidad por DM.
- ✓ Disminuir la mortalidad prematura por DM.
- ✓ Reducir la frecuencia y severidad de las complicaciones agudas y crónicas de laDM.
- ✓ Mejorar la calidad de vida de las personas con DM.

La ERC es una complicación terrible en los pacientes con DM. Detectarla y tratarla contribuye al mejoramiento de la salud de la población en general.[4]

Por todo lo que antecede, se hace urgente tomar una conducta activa para que la población esté informada de la magnitud que representa el problema de la diabetes y la enfermedad renal, a fin de estimular la detección temprana y la evaluación de esos pacientes, y tratar de prevenir la que es, esencialmente, una enfermedad prevenible. En los últimos años, la ciencia ha demostrado más allá de toda duda, que puede prevenirse o enlentecerse la progresión de la enfermedad renal. Así mismo, es posible evitar la aparición de la DM, como también enlentecer y aún detener la progresión de la ERD, con un adecuado control de glucosa en sangre y de la tensión arterial. La detección precoz de la albuminuria en estos pacientes permitiría intervenir en etapas precoces de la ERD y prevenir así o enlentecer la progresión hacia la ERC.

El diseño del programa educativo pretende que se brinden mensajes claros y científicos para que los abordajes tengan el efecto esperado. Además, se pretende facilitar algunas técnicas participativas de acuerdo con los diferentes temas de trabajo para lograr modos de actuación individuales que propicien el control de aquellos factores susceptibles de modificación para lograr una vida saludable.

OBJETIVOS

Objetivo general

Elevar el nivel de información de los pacientes con DM tipo 2 para prevenir la ERC).

Objetivos específicos

1. Conocer las generalidades sobre la DM y la ERC.
2. Determinar los factores de riesgo que pueden causar ERC en los pacientes diabéticos.
3. Exponer las principales manifestaciones clínicas y las complicaciones que se presentan en la ERC.
4. Explicar las medidas para prevenir la ERC.

ALCANCE: Pacientes con DM tipo 2.
POBLACION META: Pacientes con DM tipo 2.

ORGANIZACIÓN DEL PROGRAMA

El programa se realiza en dos etapas, una etapa intensiva y una etapa de refuerzo. Está dirigido a los 60 pacientes con DM tipo 2 de los consultorios médicos de la familia 47 y 48 del policlínico XX Aniversario, seleccionados para participar en la investigación y se ejecuta en la escuela primaria 28 de Enero. Teniendo en cuenta las principales dificultades diagnosticadas, se pretende ampliar y fortalecer el nivel de información de los pacientes diabéticos para prevenir la ERC.

La etapa intensiva tiene una duración de tres meses, de Junio a Agosto de 2023, se desarrollan cinco actividades con una frecuencia quincenal de una hora de duración cada una, desarrollándose como espacio de reflexión grupal.

La etapa de refuerzo se desarrolla durante tres meses consecutivos, de Septiembre a Noviembre de 2023, con una hora de duración, participan los pacientes diabéticos tipo 2 incluidos en el estudio, se ejecuta en la escuela primaria 28 de Enero. En la última sesión se realiza la evaluación (Noviembre 2023) aplicando el cuestionario evaluativo (Anexo 4)

I. DISTRIBUCIÓN DE LOS TEMAS

Etapa intensiva			
Temas	**Primera sesión**	**Segunda sesión**	**Total**
Sesión 1 “Conociendo mi enfermedad” Tema 1: Introducción al programa educativo “Protegiendo mi salud”. Generalidades sobre la DM.	30 minutos	30 minutos	1 hora
Sesión 2 “¿Cómo puedo enfermarme? “ Tema 2: ERC. Generalidades. Factores de riesgo que pueden causar ERC en los pacientes con DM tipo 2.	30 minutos	30 minutos	1 hora
Sesión 3 “¿Qué puedo sentir? “Tema 3: Principales manifestaciones clínicas que se presentan en la ERC.	30 minutos	30 minutos	1 hora
Sesión 4 “Reconocer el peligro “	30 minutos	30 minutos	1 hora

Tema 4: Complicaciones que se presentan en la ERC.			
Sesión 5 "Me preparo para mejorar mi salud" Tema 5: Medidas para prevenir la ERC.	30 minutos	30 minutos	1 hora
Etapa refuerzo			
Primer mes: Generalidades sobre la DM y la ERC. Factores de riesgo que pueden causar ERC en los pacientes con DM. Principales manifestaciones clínicas que se presentan en la ERC. **Segundo mes**: Complicaciones que se presentan en la ERC. Medidas para prevenirla. **Tercer mes**: Se realiza la evaluación de los pacientes diabéticos participantes del estudio,	30 minutos 30 minutos 30 minutos	30 minutos 30 minutos 30 minutos	1 hora 1 hora 1 hora

II. ORIENTACIONES METODOLOGICAS

Para lograr el aprendizaje significativo de los contenidos y objetivos citados se desarrolla un programa educativo con varias sesiones grupales. Se utilizan diferentes técnicas pedagógicas activas como técnicas expositivas acompañadas de la discusión. La evaluación del programa educativo se realiza desde la perspectiva de conocer si se han logrado los objetivos propuestos y determinar si el programa educativo es provechoso. La evaluación se realiza durante todo el proceso de intervención, antes, durante y al final.

Antes de aplicar el programa educativo se aplica el cuestionario diagnóstico diseñado con el que se obtuvo el diagnóstico individual de las necesidades de aprendizaje.

Durante la aplicación del programa educativo, la evaluación del proceso es participativa como sujeto activo, mediante los procedimientos de autoevaluación en cada sesión y al concluir la actividad educativa se aplica el cuestionario evaluativo para valorar el nivel de información obtenido.

Las acciones educativas se fundamentan en cinco ejes temáticos principales abordadas en dos etapas, una intensiva con 5 sesiones y una etapa de refuerzo con 3 sesiones. Las actividades tendrán una duración de una hora cada una y una frecuencia quincenal. El lugar elegido es la escuela primaria 28 de Enero, local que se encuentra dentro del radio de acción de los consultorios médicos de la familia implicados en el estudio, lo que facilita el acceso y la participación de los adultos mayores que participan.

<u>Sesion 1:</u> "Conociendo mi enfermedad"

Tema 1: Introducción al programa educativo: "Protegiendo mi salud". Generalidades sobre la DM.

Objetivos

- ✓ Crear un estado favorable y motivar al grupo para que propicie un ambiente adecuado que permita elevar el interés por el tema a tratar.
- ✓ Definir la metodología a seguir.

✓ Establecer normas y reglas generales del grupo.

✓ Conocer las generalidades sobre la diabetes mellitus.

Se cumplimentan los objetivos en función de conformar el grupo para lo cual se presentan los miembros, creando un clima de interacción–participativa a través de las técnicas a utilizar.

Contenido:

✓ Presentación de la actividad educativa a desarrollar.

✓ DM. Concepto. Síntomas. Complicaciones. Control de la enfermedad.

Procedimiento:

✓ Tiempo: 1 hora.

✓ Forma organizativa: Taller.

✓ Técnica participativa: Presentación en parejas.

✓ Medios: Computadora, pizarra, marcador y láminas.

<u>Desarrollo de la actividad</u>:

Se intercambia con los pacientes diabéticos sobre la actividad a realizar, se abordan los aspectos relacionados con la investigación, teniendo en cuenta objetivos, etapas, temas a desarrollar, duración.

Se presentan los participantes y se crean relaciones afectivas entre los mismos.

Se comienza para la apertura: con la técnica de presentación en parejas.

Posteriormente se muestran láminas y se realizan algunas preguntas acerca del tema. Terminado esto se explica lo relacionado con el tema a tratar.

Se realizan técnicas de reflexiones grupales y debate colectivo sobre lo aprendido en la actividad y la utilidad de la misma.

El cierre de la actividad se realiza exponiendo cada participante si "Me ayudó o no me ayudó" para mi vida futura.

Evaluación: se utilizará la técnica P.N.I. (Positivo, Negativo e Interesante)

<u>Sesión 2:</u> "¿Cómo puedo enfermarme? "

Tema 2: Factores de riesgo que pueden causar ERC en los pacientes con DM tipo 2.

Objetivos

✓ Conocer que es la ERC y su relación con la DM.

✓ Explicar los factores de riesgo que pueden causar ERC en

pacientes con DM tipo 2.

Contenido

- ✓ ERC. Concepto. Generalidades de la enfermedad.
- ✓ Factores de riesgo no modificables que pueden causar ERC en los pacientes diabéticos.
- ✓ Factores de riesgo modificables que pueden causar ERC en los pacientes diabéticos.

Procedimiento:

- ✓ Tiempo: 1 hora.
- ✓ Forma organizativa: Taller.
- ✓ Técnica participativa: “Lluvia de ideas”
- ✓ Medios: Computadora, pizarra, marcador y láminas

Desarrollo de la actividad:

Se desarrolla un intercambio para que los participantes comenten lo ocurrido en la reunión anterior.

Luego se orienta sobre la actividad que se va a desarrollar.

En un primer momento y de forma amena a través de una conversación se intercambia acerca de los factores de riesgos para sufrir ERC, se explora si existe conocimiento del tema.

Mediante la técnica de lluvia de ideas los pacientes diabéticos exponen sus criterios sobre la causa de aparición de la ERC, definan los riesgos y se resalte la importancia de conocerlos para la salud general.

Posteriormente se dividen en dos grupos, se entregan láminas y plegables, los cuales contienen imágenes con diferentes tipos de situaciones para que los participantes logren clasificarlos en riesgos o no, se discuten los criterios encontrados en cada grupo.

Una vez concluida esta parte se expone acerca de los factores de riesgo de la ERC en los pacientes diabéticos clasificándolos en factores de riesgo modificables y no modificables

Se realiza técnica grupal donde exponen la influencia de este aspecto en cada una de los participantes y se concluye con un resumen actualizado del problema.

Se despide la actividad con la Dinámica "Me voy de viaje". Se trata de imaginar que vamos de viaje y decimos algo nuestro que nos gustaría llevar o algo que nos gustaría dar al compañero. Todos los participantes se deben sentar en un círculo. A continuación comienza el primer participante diciendo "Me voy de viaje y me llevo una sonrisa" y le debe sonreír a la persona a su derecha. Entonces esa persona tiene que decir "Me voy de viaje y me llevo una sonrisa y un abrazo" y le da a la persona a su derecha un abrazo y una sonrisa. Cada persona debe repetir lo que se ha dicho y seguidamente añadir

Evaluación:

Se aplica el PNI (Positivo, Negativo, Interesante) para conocer la opinión del grupo sobre las acciones efectuadas.

Sesión 3: "¿Qué puedo sentir? "

Tema 3: Principales manifestaciones clínicas que se presentan en la ERC.

Objetivo

- ✓ Identificar las principales manifestaciones clínicas que se presentan en la ERC.

Contenido

- ✓ ERC. Principales manifestaciones clínicas.

Procedimiento:

- ✓ Tiempo: 1 hora.
- ✓ Forma organizativa: Taller.
- ✓ Técnica participativa: "Temores y esperanza"
- ✓ Medios: Computadora, pizarra, marcador y láminas

Desarrollo de la actividad:

Se utiliza la técnica: "temores y esperanza", para que de forma conversacional se establezca una empatía entre el profesional y los adultos mayores para hablar de las principales manifestaciones clínicas que se pueden presentar en pacientes con ERC. Posteriormente se recogen en el pizarrón todas las inquietudes que tengan sobre el tema y se realizará el debate reforzando su nivel de información.

Se despide con la técnica de "Dar y recibir afecto", todas las participantes sentados formando un círculo, de izquierda a derecha, cada uno se dijo una palabra o frase bonita, después de derecha a izquierda el que dió afecto lo recibió y luego esto se expresa en voz alta para que todos lo escuchen.

Evaluación: se utiliza la técnica P.N.I. (Positivo, Negativo e Interesante) obteniendo así el criterio de cada participante.

Sesión 4: "Reconocer el peligro"

Tema 4: Complicaciones que se presentan en la ERC.

Objetivo

✓ Explicar las complicaciones que se pueden presentar tras la ocurrencia de la ERC.

Contenido

✓ ERC. Principales complicaciones.

Procedimiento

✓ Tiempo: 1 hora.

✓ Forma organizativa: Taller.

✓ Técnica participativa: "Concordar- discordar"

✓ Medios: Computadora, pizarra, marcador y láminas

<u>Desarrollo de la actividad</u>

Se presenta una información por el especialista acerca del tema.

Se realiza la técnica: "Concordar- discordar" para mostrar a los pacientes diabéticos que participan en el estudio las complicaciones que pueden ocurrir en caso de desarrollar una ERC. Se utilizan ejemplos de situaciones ficticias que reflejen esas condiciones para que sirva de reflexión y debate.

Se realizan técnicas de reflexiones grupales y debate colectivo sobre lo aprendido en la actividad.

Se realiza la despedida de la actividad con la técnica afectiva "Frases estimulantes", la cual tiene como objetivo estimular la autoconfianza relacionada con evitar las complicaciones que se presentan en la ERC y propiciar un estado emocional satisfactorio en el grupo. Se confecciona una tirilla para cada miembro del grupo y se escribe una frase en cada una. Se colocan en una cajita y se escogerán al azar. Cada participante lee sus frases con énfasis.

Evaluación: se utiliza la técnica P.N.I. (Positivo, Negativo e Interesante) obteniendo así el criterio de cada participante.

Sesión 5: "Me preparo para mejorar mi salud"

Tema 5: Medidas para prevenir la ERC.

Objetivo

- ✓ Exponer las medidas preventivas para la ocurrencia de la ERC.

Contenido

- ✓ ERC. Principales medidas para evitar que ocurran.

Procedimiento

- ✓ Tiempo: 1 hora.
- ✓ Forma organizativa: Taller.
- ✓ Técnica participativa: "Rotar debate".
- ✓ Medios: Computadora, pizarra, marcador y láminas

Desarrollo de la actividad

El autor hace un comentario sobre lo tratado en la sesión anterior y se debaten los conocimientos adquiridos hasta esta sesión y las dudas que pueden surgir respecto al tema. Para continuar la actividad se aplica la técnica "Rotar debate" con el objetivo de examinar un problema desde múltiples ángulos. Posteriormente se explica de forma clara y sencilla, auxiliándose de la pizarra de todas las posibles medidas preventivas en la ocurrencia de la enfermedad renal crónica.

Se realiza la despedida de la actividad con la técnica: "Una orquesta sin instrumentos". Se le debe explicar al grupo que ellos "hacen parte de una orquesta" sin embargo, esta no tiene instrumentos. La orquesta no podrá decir ninguna palabra, sólo usará sonidos que puedan ser hechos con el cuerpo humano como palmadas, tarareos, silbidos, etc. Seguido a esto cada participante debe escoger un sonido y usted les pedirá que toquen una canción que sea conocida para el grupo.

Evaluación: Se realizará la técnica P.N.I. (Positivo, Negativo e Interesante).

Etapa de refuerzo

Tema: "Que aprendí sobre la ERC"

Duración: Un encuentro mensual por tres meses.

Objetivo:

Evaluar el nivel de información sobre la ERC adquirido por los pacientes diabéticos participantes en el programa educativo.

Contenido:

- ✓ Primer mes: Generalidades sobre la DM y la ERC. Factores de riesgo que pueden causar ERC en los pacientes diabéticos. Principales manifestaciones clínicas que se presentan en la ERC.
- ✓ Segundo mes: Complicaciones que se presentan en la ERC. Medidas para prevenirla.
- ✓ Tercer mes: Se realiza la evaluación de los pacientes diabéticos participantes del estudio.

Procedimiento para el primer y segundo mes.

- ✓ Tiempo: 1 hora.
- ✓ Forma organizativa: Taller.
- ✓ Medios: Laminas, videos, computadora, hojas, lapiceros.

Desarrollo de las actividades del primer y segundo mes:

Comenzar con la orientación de la actividad, posteriormente sentados en forma de círculo los participantes explican las actividades más gustadas y las razones de sus preferencias.

El investigador realiza un intercambio de ideas sobre lo abordado en cada tema según corresponda, los participantes aportan sus criterios, se aclaran las ideas, se realizan actividades prácticas de los temas en curso y se emiten las conclusiones.

Se aportan opiniones al concluir las intervenciones y se organizan las acciones que las participantes van a realizar en cada encuentro.

Tercer mes: Cierre y evaluación final:

Objetivo.

- ✓ Comprobar que los pacientes diabéticos fueron capaces de adueñarse de los mensajes educativos transmitidos.
- ✓ Evaluar las modificaciones en el nivel de conocimiento a nivel individual y grupal después de la aplicación de las acciones educativas

Contenido.

- ✓ Reafirmación de los contenidos teóricos y las habilidades adquiridas.

Procedimiento.

- ✓ Tiempo: 1 hora
- ✓ Forma organizativa: Taller integrador
- ✓ Medios: Computadora, pizarra, marcador y láminas

Desarrollo de la actividad

Se inicia la actividad con la dinámica "La galleta de la suerte"y posteriormente se efectúa una actividad de intercambio y debate con los pacientes diabéticos donde se realiza un conversatorio y diálogo relacionado con la forma en que los participantes fueron capaces de abordar los temas impartidos. Se realiza un taller integrador donde se resuman los aspectos más significativos encontrados durante la aplicación de las acciones educativas, buscando una retroalimentación de los aspectos positivos y negativos.

Una vez terminada la ejecución de las acciones educativas se aplica a los adultos mayores un cuestionario evaluativo con las mismas interrogantes que se le realizaron en el cuestionario inicial, lo que permite comprobar lo aprendido y finalmente comparar con los resultados obtenidos en el diagnóstico inicial.

Se incentiva a los participantes para que piensen en una palabra que describa lo que aprendieron durante la participación en las acciones educativas. Se da unos minutos para ello. Cada participante dice esa palabra sin necesidad de reflexionar acerca de la misma.

Se realiza un reconocimiento de los pacientes con mayor participación durante el desarrollo de las acciones educativas.

Se concluye con un té de despedida.

DESCRIPCIÓN DE LAS TÉCNICAS PARTICIPATIVAS

Técnica: Presentación por parejas.

Objetivo

- ✓ Realizar las presentaciones del profesor y participantes del programa.

Desarrollo

El facilitador/a da la indicación de que nos vamos a presentar por parejas y que éstas deben intercambiar determinado tipo de información que es de interés para todos/as, por ejemplo: el nombre, el interés que tiene por el curso, sus expectativas, información sobre su trabajo, su procedencia y algún dato personal. Cada persona busca un compañero que no conozca y conversan durante cinco minutos. Luego, en asamblea, cada participante presenta a su pareja. La duración de esta dinámica va a depender del número de participantes, por lo general se da un máximo de tres minutos por pareja para la presentación en plenaria

Técnica: "Lluvia de ideas"

Objetivo:

✓ Lograr que todo el grupo aporte ideas o pensamientos de la información que tienen sobre el tema.

Desarrollo

El facilitador inicia la actividad haciendo al grupo una pregunta abierta relacionada con el tema desarrollado durante la sesión. Posteriormente se solicita a los participantes que cada uno aporte sus ideas sobre la pregunta realizada. Una vez agotada la producción de ideas se procede a ordenar y organizar las ideas de modo de crear un sistema de interrelaciones con el cual se puede explicar el problema o tema que es el foco del estudio.

Dinámica "Me voy de viaje"

Se trata de imaginar que vamos de viaje y decir algo nuestro que nos gustaría llevar o algo que nos gustaría dar al compañero.

Objetivo

✓ Favorecer la afirmación y cohesión del grupo.

Desarrollo

Todos los participantes se deben sentar en un círculo. A continuación usted dirá: "Me voy de viaje y me llevo una sonrisa" y le debe sonreír a la persona a su derecha. Entonces esa persona tiene que decir "Me voy de viaje y me llevo una sonrisa y un abrazo" y le da a la persona a su derecha un abrazo y una sonrisa. Cada persona debe repetir lo que se ha dicho y seguidamente añadir una nueva acción a la lista. Se debe continuar así hasta que todos hayan participado.

Técnica: "Temores y Esperanzas"

Objetivo:

✓ Concientizar al grupo sobre sus motivaciones, deseos y esperanzas, angustias y temores.

Desarrollo

Consiste en que cada una de las pacientes exponga sus temores y esperanzas sobre el tema tratado, lo cual va seguido de un resumen de aquellos que se consideren los principales factores que fueron debatidos.

Técnica "Dar y recibir afecto.

Objetivo:

✓ Vivenciar los problemas relacionados con dar y recibir afecto.

Es una técnica que permite reconocer acciones que dañan o benefician a otros y cómo se siente al ayudar a alguien. Permite ser capaz de pedir, recibir y ofrecer ayuda, y de explicar las emociones que surgen al apoyar y ser apoyado. Actividad que promueve la integración entre los miembros de un equipo y afianzar la confianza entre ellos.

Desarrollo

Todos los participantes sentados formando un círculo, de izquierda a derecha, cada uno se dijo una palabra o frase bonita, después de derecha a izquierda el que dio aprecio lo recibió y luego esto se expresó en voz alta para que todos lo escucharan.

Técnica: "Concordar- discordar"

Objetivo:

✓ Definir la posición individual y en equipo en relación con una serie de afirmaciones determinadas por el coordinador.

Desarrollo

El coordinador plantea al grupo una serie de afirmaciones y les pide que en silencio e individualmente, indiquen si están de acuerdo o no con cada una de ellas, se divide al grupo en equipos reducidos y les da las siguientes instrucciones: "El trabajo de cada equipo es decidir, por consenso, si están de acuerdo o no con cada una de esas afirmaciones. No deben decidir por mayoría de votos, sino a través de la discusión y fundamentación de las opiniones.

Técnica: Frases estimulantes

Objetivo:

✓ Estimular la autoconfianza.

Desarrollo

Se confecciona una tirilla para cada miembro del grupo y se escribe una frase en cada una. Se colocan en una cajita y se escogen al azar. Cada participante lee sus frases con énfasis.

Dinámica Rotar Debates

Objetivos

✓ Explorar los diferentes argumentos que se pueden construir desde diferentes perspectivas

✓ Fomentar el debate como una buena práctica social

✓ Repensar y reflexionar sobre las ideas

Desarrollo

La dinámica Rotar debates es una actividad que utiliza una variedad de escenarios para fomentar el pensamiento crítico. Y lo que es más importante, la capacidad de examinar un problema desde múltiples ángulos.

Quien coordina el ejercicio debe formar dos equipos para debatir y plantearles un tema que sea problemático. El tema puede ser amplio y de gran alcance, como el el cambio climático; o estrecho e interpersonal, como un conflicto por el uso de los recursos en una oficina

Se debe asignar a cada equipo un lado del conflicto, que luego discutirán durante 2 o 3 minutos, con el facilitador ordenando la discusión. Una vez que cada lado haya expresado su punto, hay que cambiar de lado y hacer que cada equipo argumente el contrapunto

Técnica : "Una orquesta sin instrumentos.

Objetivo

✓ Promover la desinhibición y generar un clima grupal distendido.

✓ Contribuir a la interacción grupal

Desarrollo

Debes explicarle al grupo que ellos "hacen parte de una orquesta" sin embargo, esta no tiene instrumentos. La orquesta no podrá decir ninguna palabra, sólo usará sonidos que puedan ser hechos con el cuerpo humano como palmadas, tarareos, silbidos, etc. Seguido a esto cada participante debe escoger un sonido y se les pedirá que toquen una canción que sea conocida para el grupo.

Técnica: "PNI" (positivo, negativo, interesante)

Permite que los participantes emitan sus opiniones acerca de lo positivo, negativo e interesante de las actividades realizadas. Puede hacerse de forma oral, pero es conveniente que los participantes anoten en hojas de papel sus criterios, para luego analizarlas en colectivo y realizar una relatoría.

Dinámica La Galleta de la Suerte

Objetivos

- ✓ Facilitar la despedida entre los integrantes de un espacio en común.
- ✓ Promover la manifestación de deseos mutuos.
- ✓ Abandonar un espacio dejando palabras alentadoras

Desarrollo

Las galletas de la suerte son unas pequeñas galletitas que encierran dentro un papel con un mensaje. Este mensaje se considera la fortuna o suerte de la persona que rompe la galleta y lo lee.

Esta actividad se propone imitar el mensaje de fortuna o suerte de las galletas.

Se les debe comentar a los participantes en que son las galletas de la fortuna.

Se da unos minutos para que de manera individual cada participante escriba de manera breve un deseo y/o augurio. El mismo debe ser un mensaje dirigido a todo el grupo.

Por ejemplo se puede escribir «deseo que lo aprendido lo podamos poner en práctica con éxito». El coordinador recogerá todos los mensajes y los mezclará en una bolsa.

Al azar cada integrante toma un papel de la bolsa y lee el mensaje en voz alta y como si fuera una afirmación. Al leerlo lo personaliza, por ejemplo «lo aprendido lo podré poner en práctica con éxito».

REFERENCIAS BIBLIOGRAFICAS

1. Tejada-Tayabas LM, Pastor-Durango MP, Gutiérrez-Enríquez SO. Efectividad de un programa educativo en el control del enfermo con diabetes.Invest Educ

Enferm [Internet] 2006 [citado 2024 my 26]; 24 (2): 48-53. Disponible en: https://www.redalyc.org/pdf/1052/105215402004.pdf

2. Dunlay SM, Givertz MM, Aguilar D, Allen LA, Chan M, Desai AS, et al. Type 2 diabetes mellitus and heartfailure: a Scientifics tatement fromthe American HeartAssociation and the Heart Failure Society of America: thisstatementdoesnotrepresentanupdate of the 2017 ACC/AHA/HFSA heartfailureguidelineupdate."Circulation [Internet] 2019 [citado 2024 my 26]; 140 (7) e294-e324. Disponible en: https://doi: 10.1161/CIR.0000000000000691. Epub 2019 Jun 6. Erratum in: Circulation. 2019 Sept 17; 140(12):e692. PMID: 31167558.
3. Aldrete-Velasco J, Chiquete E, Rodríguez-García J, Rincón PR, Correa RR, García PR, et al. Mortalidad por enfermedad renal crónica y su relación con la diabetes en México. Med Interna Méx [Internet] 2018 jul-ag [citado 2024 my 26]; 34(4): 536-550. Disponible en: https://doi.org/10.24245/mim.v34i4.1877
4. Chipi-Cabrera JA, Fernandini-Escalona E. Enfermedad renal crónica presuntiva en adultos mayores. Rev Colomb Nefrol [Internet] 2019 jul-dic [citado 2024 my 26]; 6(2): 138-151. Disponible en: https://doi.org/10.22265/acnef.6.2.352

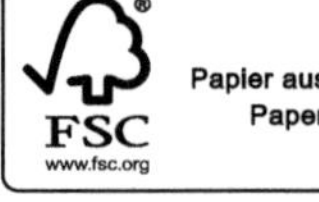

MIX
Papier aus verantwortungsvollen Quellen
Paper from responsible sources
FSC® C105338

Printed by Books on Demand GmbH, Norderstedt / Germany